Sonja Volk

Gedankenpower

Sonja Volk

Gedankenpower

Gesund und erfolgreich durch mentales Selbstmanagement

Edition Forsbach

Hinweis

Die Informationen und Übungen in diesem Buch haben sich in der Praxis vielfältig bewährt. Dieses Buch stellt jedoch keinen Ersatz für eine möglicherweise erforderliche medizinische oder psychotherapeutische Behandlung dar. Alle Angaben in diesem Buch erfolgen daher ohne jegliche Garantie oder Gewährleistung seitens der Autorin und des Verlages. Eine Haftung der Autorin bzw. des Verlages ist ausgeschlossen.

Bibliografische Information der Deutschen Nationalbibliothek

Die Deutsche Nationalbibliothek verzeichnet diese Publikation in der Deutschen Nationalbibliografie; detaillierte bibliografische Daten sind im Internet über http://dnb.dnb.de abrufbar.

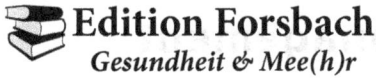 **Edition Forsbach**
Gesundheit & Mee(h)r

© Edition Forsbach, Fehmarn 2015
2. Auflage, November 2016
www.edition-forsbach.de
ISBN 978-3-943134-68-1

Lektorat: Ellen Heidböhmer
Coverfotos: © Sonja Volk, Dr. Beate Forsbach
Powerbutton: © Sergey Ilin – 123rf.com
Coverdesign, Satz: Dr. Beate Forsbach

Druck: CPI books GmbH Leck
Printed in Germany

Inhalt

Teil 2: Mentale Erfolgskonzepte – Die Übungen

Vorwort
von Cora Besser-Siegmund

Seit vielen Jahren arbeitet Sonja Volk kreativ und sehr erfolgreich als wingwave®- und Mentalcoach.

Sie macht in diesem Buch mit einer tollen Mischung aus unterhaltsamem Text und fundiertem Expertenwissen bewusst, dass unser Gehirn einfach auch ein Teil unseres Körpers ist. Es ist ein Organ, welches Sekunde für Sekunde unseren Atem, unsere Muskeln, unsere Körperhaltung, den Stoffwechsel, die Gefäße und damit jede Körperzelle beeinflusst.

Dieses Buch ist eine besonders gut gelungene Anleitung für eine kluge „Gehirnbenutzung": Jeder Mensch kann mit den hier vorgestellten Mentalübungen lernen, seine Gesundheit, sein Denken und seine Lebensqualität positiv durch „Gedankenpower" zu beeinflussen.

Ganz besonders freut mich natürlich, dass in diesem Selbstcoaching-Buch auch die wingwave®-Methode als wirksames Konzept Beachtung findet.

Ich wünsche Sonja Volk, dem Buch und vor allem dem Leser viel Erfolg und auch Spaß bei der Entdeckung und Nutzung der Kraft der Gedanken.

Cora Besser-Siegmund

Diplom-Psychologin, approbierte Psychotherapeutin, Lehr-Coach und Mitbegründerin der Methode wingwave-Coaching

Vorwort
von Dr. med. Gerhard Uhlenbruck

Liebe Leserin, lieber Leser,

der Interesse stimulierende Titel des Buches ist natürlich nicht nur für Sie motivierend, sondern ruft auch die Neugierde eines Mediziners auf den Plan. Im Allgemeinen tut man sich als Schulmediziner schwer, sich mit vorwiegend von der Psychologie geprägten Texten auseinanderzusetzen. Aber jahrzehntelange Erfahrung mit praktischer und Lehr-Tätigkeit beim Landessportbund in NRW haben dazu geführt, dass ich mir in dem hier angesprochenen Bereich ein Urteil erlauben kann, nicht zuletzt auch aufgrund meiner jahrelangen Arbeit als Leiter am Max-Planck-Institut für Hirnforschung.

Wenn mir dieses Buch sehr gefallen hat, dann liegt das nicht zuletzt auch an der unprätentiösen und unkonventionellen, direkten Art, mit der Menschen hier angesprochen werden, und das im wahrsten Sinne des Wortes. Die Autorin geht erfrischend und manchmal etwas forsch (gut so!) auf den Leser zu und versucht ihn mit gelegentlich provozierenden Fragen zum Nachdenken zu bewegen.

Genau das unterscheidet dieses Buch von den üblichen, manchmal etwas betulichen Ratgebern. Statt des erhobenen Zeigefingers legt Sonja Volk den Finger in so manche wunde Stelle unseres Fehlverhaltens, die man vielleicht nicht so gerne verbalisiert.

Der Tenor der Autorin lautet: Unsere Gesundheit fängt im Kopf an, und „the will to be well" (wie es in den USA heißt) ist mitentscheidend für die Stabilisierung unserer Gesundheit.

Ihre Aussage: Die Kraft der Gedanken stärkt auch unseren Willen und bahnt ihm seine Verwirklichung. Im Grunde genommen ist es ein alter Gedanke, der von den Aphorismen des Hippokrates bis zu den modernen Lifestyle-Regeln reicht. Also nicht ganz neu, aber ganz neu konzipiert: Oft erfrischend frech mit Beispielen, die einleuchten, und Übungen, die machbar sind und praktikabel.

Coaching im besten Sinne, denn auf diesem Gebiet hat die Autorin bereits jahrelange Erfahrung gesammelt. Sie geht einem dabei nicht „auf den Wecker", sondern sorgt dafür, dass es beim Leser klingelt und er sich die Gedanken macht, die ihm auch die Kraft geben, sie zu realisieren.

Wer möchte nicht gerne „etwas für seine Gesundheit tun"? Keine Rezepte, sondern mentale Anleitungen zu einem Leben mit Gesundheit. Wenn der Lesende nur einiges davon in seiner Lebensführung umzusetzen versteht, ist der Zweck des Buches erfüllt.

Wenn sich außerdem noch ein wenig von der optimistischen Denkweise der Autorin auf den Gedanklich-Folgen-Wollenden überträgt, umso besser.

Krankheiten haben in der Regel immer verschiedene Ursachen, aber dass wir einigen von ihnen vom Kopf her entgegenwirken können, ist wenig bekannt, von der Psychosomatik her jedoch längst anhand zahlreicher Beispiele begründet.

Das lesenswerte Buch von Frau Volk schafft hier wirksame, weil schon „getestete" Abhilfe. Es ist auch ohne Abbildungen sehr anschaulich, glaubwürdig und äußerst anregend: Wir können eben doch mehr, als wir glauben zu können.

Das setzt eine Menge von Kräften frei! Man fühlt sich an die Hand genommen, ohne gegängelt zu werden. Und das bei Gedankengängen, die dann jeder für sich kreativ weiterentwickeln muss. Mit der Kraft von Gedanken, an die man in diesem Buch in didaktisch geschickter Weise herangeführt wird. Diese Gedanken muss allerdings auch jeder für sich aktivieren. Wie man das tun könnte, ist hier nachzulesen. Mögen diese Gedanken dann auch Kraft genug besitzen, um das individuelle gesundheitliche Wohlbefinden zu stabilisieren. Ein weiterer schöner Nebeneffekt: Das Buch ist auch eine Anleitung, um unter Vermeidung von Stress seine Selbstverwirklichung möglich zu machen.

Insgesamt ein empfehlenswertes Buch, dem es gelingt, aufzuzeigen, dass wir Kopf und Körper, Theorie und Praxis miteinander in Einklang bringen können, einfach mit der Kraft unserer Gedanken.

Prof. Dr. med. Gerhard Uhlenbruck

Ehem. Leiter des Max-Planck-Instituts für Hirnforschung, Köln

Vorwort

Liebe Leserin, lieber Leser,

herzlichen Glückwunsch, ich gratuliere Ihnen! Ich freue mich riesig, dass Sie sich für dieses Buch entschieden haben. Denn immer, wenn Sie sich für etwas entscheiden, machen Sie damit den ersten Schritt und nehmen Ihr Leben selbst in die Hand. Und genau das ist Selbstmanagement.

In diesem Buch geht es um erfolgreiches Gedankenmanagement und mentales Selbstmanagement, worum sonst? Von mir als weiblicher Mentalcoach Nr. 1 bekommen Sie auf den nächsten Seiten Know-how aus erster Hand und werden auch viel Persönliches erfahren.

Mein Ziel ist es, all mein Wissen, all die Erfahrungen und Erkenntnisse, die mir zuteil wurden, eins zu eins an Sie weiterzugeben, damit Sie davon profitieren und sie auch in Ihrem Leben umsetzen können. Denn letztendlich ist es nicht das Wissen, sondern immer das Umsetzen, das Tun, das den Unterschied macht.

Damit Sie nicht nur die Zusammenhänge verstehen (lernen), sondern dieses Wissen auch anwenden können, habe ich das Buch in zwei Teile aufgeteilt: einen ausführlich erklärenden Teil und einen Handlungsteil. Im ersten Teil erkläre ich Ihnen die Zusammenhänge und Wechselwirkungen zwischen unserem Denken, den daraus resultierenden Gefühlen und den Auswirkungen auf unseren Körper. Dass unser Mindset, also unsere Art zu denken und zu fühlen, der wichtigste Faktor ist, wenn es um Heilung, Glück, Erfolg

13

und Gesundheit geht, ist zwar den allermeisten bekannt, doch viele Menschen fragen mich: „Wie schaffe ich es, aus dem negativen Gedankenkarussell auszusteigen und mein Denken dauerhaft positiv zu verändern?"

Deshalb bekommen Sie von mir im zweiten Teil des Buches Antworten auf genau dieses Wie. Ich stelle Ihnen 22 Mentalcoaching-Übungen vor, mit denen Sie das zuvor Gelesene auch tatsächlich für sich selbst umsetzen und in Ihren Alltag integrieren können.

Sie werden merken, dass es an der einen oder anderen Stelle sehr intensiv ist, sich so mit sich selbst auseinanderzusetzen. Allerdings verspreche ich Ihnen, dass sich das Erarbeiten der Aufgaben und Übungen 100%ig lohnt! Denn dabei werden Sie erleben, dass Ihr Wunsch, Ihre Zukunft in allen Teilbereichen erfolgreich selbst zu gestalten, immer stärker wird. Sie werden lernen, hinderliche Muster zu erkennen und zu durchbrechen sowie Ihre Gedankenkraft für Ihr Leben zu nutzen. Ich zeige Ihnen Schritt für Schritt, wie Sie (wieder) zu Ihrem eigenen Gedankenregisseur werden.

Woher ich das alles weiß, worüber ich schreibe? Nicht allein durch meine Ausbildungen zum Mentalcoach, NLP-Gesundheitscoach, wingwave®-Coach und -Lehrtrainerin, zur Hypnosetherapeutin, NLP-Lehrtrainerin, Heilpraktikerin für Psychotherapie, Trainerin für berufsbezogenes Stressmanagement und Gesundheitspädagogin für Stressregulation. Auch durch spirituelle Seminare, durch meine seit Jahren durchgeführten zahlreichen Einzelcoachings und nicht zuletzt durch meine eigene Geschichte. Das Thema Gesundheit wurde mir quasi in die Wiege gelegt, denn ich kam mit grauem und grünem Star zur Welt. Das bedeutet, ich bin auf einem Auge fast blind und habe auf dem anderen Auge „nur" ca. 40 % Sehkraft.

Ich merkte recht schnell, dass ich trotz – oder gerade wegen – dieser visuellen Einschränkung mein Leben nach meinen *eigenen* Vorstellungen leben wollte, und zwar ohne Wenn und Aber! Entgegen der Meinung von anderen, die mir versuchten einzureden, wie schrecklich das doch alles sei und wie unmöglich ein anständiges Leben damit sei, entwickelte ich die felsenfeste Überzeugung, trotz oder gerade wegen dieser Augengeschichte das zu erreichen, was ich erreichen wollte. Getreu dem Motto „Jetzt erst recht!"

Dennoch fand ich es seinerzeit überhaupt nicht lustig, so völlig anders zu sein als die anderen Kinder. In der Schule regelmäßig gehänselt zu werden, z. B. weil ich nicht alleine von der Tafel ablesen konnte, wenn die Schrift zu klein war. Außerdem war ich sehr verunsichert und fühlte mich nicht zugehörig zu den anderen. Ich muss zugeben, ich hatte auch Angst, da mir die Ärzte gesagt hatten, ich würde nicht immer sehen können. Das brachte mich schon in jungen Jahren dazu, mir über den Sinn des Lebens und die Bedeutung von Krankheiten Gedanken zu machen, vor allem aber dazu, mir nichts einreden zu lassen.

Einen großen Teil dazu beigetragen haben meine Eltern, die mich immer darin unterstützt haben: „Was du willst, Sonja, das schaffst du auch!" Ich habe mein Abi gemacht, die Bankausbildung sogar verkürzen können und mit starkem Willen und mentaler Stärke alle späteren Ausbildungen erfolgreich gemeistert. Erst während meiner NLP-Ausbildungen im Erwachsenenalter wurde mir so richtig bewusst, was ich wohl schon die ganze Zeit unbewusst praktiziert hatte: Meine Gedanken- und Vorstellungskraft dafür zu nutzen, meine Ziele zu erreichen und mich in einem gesunden, sehenden Zustand vorzustellen. Und was soll ich sagen: Entgegen der Aussagen meiner damaligen Mediziner habe ich es geschafft, meinen Zustand zu halten und sogar zu verbessern.

Genau diesen felsenfesten Glauben, dass alles geht und dass Mentales Reales wird, möchte ich Ihnen in diesem Buch mitgeben. Wenn einer etwas schafft, dann ist es für alle möglich. Es müssen nur alle wissen, welche Strategien diese eine Person angewandt hat. Sie bekommen in diesem Buch von mir Schritt für Schritt selbst erprobte Übungen vorgestellt, die Ihnen dabei helfen werden, Ihr Leben mithilfe Ihrer Gedankenkraft in die gewünschte Richtung zu entwickeln. Ich möchte Sie zu einer ganz besonderen Reise einladen: einer Reise ins Reich der Emotionen, einer Reise zu mehr Bewusstheit, mehr Selbstverantwortung und mehr Gesundheit, einer Reise zu sich selbst!

Dieses Buch ist anders als viele andere. Es lebt davon, dass Sie den Text nicht nur lesen, sondern lädt Sie ein, das Gelesene zu trainieren. Lassen Sie sich einfach durch die hier vorgestellten Möglichkeiten inspirieren! Und nun wünsche ich Ihnen viel Spaß und viele Aha-Momente beim Lesen und Umsetzen!

Ihre

Sonja Volk

Einleitung

Wozu denn Mentaltraining?

Um diese Frage beantworten zu können, schauen wir uns erst einmal an, was Mentaltraining bedeutet.

Der Begriff *Mentaltraining* setzt sich aus zwei Teilen zusammen: *mental* und *Training*. Das Wort *mental* ist abgeleitet von dem mittellateinischen Wort *mentalis* (deutsch: geistig, vorgestellt) und dem lateinischen Wort *mens*. Das heißt übersetzt soviel wie:

- Geist
- Denken
- Gesinnung
- Verstand
- Besinnung
- Bewusstsein
- Gedanke
- Sinn

Das Wort *Training* beinhaltet, etwas regelmäßig zu wiederholen, um die Leistungskraft zu steigern, in welchem Bereich auch immer.

Mentaltraining ist so etwas wie das Training des *richtigen* Denkens. Es heißt, an seinem Geist, seiner inneren Haltung, seiner Sichtweise und vor allem an seinem Bewusstsein zu arbeiten. Damit ist Mentaltraining eine hochwirksame Methode, mit der es Ihnen gelingt, Ihre Ziele zu erreichen und Ihr Leben nach Ihren eigenen Vorstellungen zu leben, es selbst zu gestalten. Sie lernen, Ihrem Leben eine neue Richtung zu geben oder sogar, Ihr Leben von Grund auf umzugestalten.

Mit mentalen Techniken haben Sie die Möglichkeit, in allen Lebensbereichen durch den Einsatz Ihrer geistigen Kräfte Ihre Ziele und Wünsche zu erreichen sowie Ihre Probleme und Ängste zu lösen.

Denn: Die Welt ist das, wofür wir sie halten!

Das, was wir denken und glauben, bestimmt unser Weltbild und somit unsere Realität und unseren Alltag.

Mit dem Training Ihrer mentalen Fähigkeiten können Sie ganz leicht lernen, Ihr Leben mit anderen Augen bzw. aus einer anderen Perspektive, mit einer anderen Geisteshaltung zu sehen.

Dabei spielt es keine Rolle, um welchen Bereich Ihres Leben es sich handelt. Egal, ob Sie beispielsweise im beruflichen Kontext mehr Motivation, im sportlichen Kontext mehr Leistungsstärke oder im gesundheitlichen Kontext mehr Energie und Lebensfreude verspüren wollen – mit mentalem Selbstmanagement können Sie das erreichen. Jeder kann es lernen!

Sie glauben nicht, dass das auch bei Ihnen funktioniert? Viele Menschen brauchen erst Beweise, bevor sie etwas glauben (können). Vielleicht geht es Ihnen genauso?

Dann möchte ich Sie einladen, die folgende Übung zu machen:

- Stellen Sie sich aufrecht hin, sodass die Beine schulterbreit aufgestellt sind.

- Strecken Sie den rechten Arm gerade vor Ihrem Körper aus und richten Sie den Zeigefinger nach vorne, als würden Sie auf jemanden zeigen.

- Drehen Sie den Oberkörper ganz langsam nach rechts, ohne dass Ihre Füße die Position verändern. Drehen Sie sich solange, bis es nicht mehr weitergeht. Beobachten Sie Ihren Zeigefinger und merken Sie sich den Punkt, bis zu dem Sie gekommen sind.

- Gehen Sie in die Ausgangsposition zurück, lassen Sie die Arme hängen und schließen Sie die Augen. Nun stellen Sie sich denselben Ablauf noch einmal mit geschlossenen Augen, vor Ihrem inneren Auge, vor. Bitte nur vorstellen, nicht ausführen. Und nun stellen Sie sich vor, wie Sie gedanklich wieder an dem Punkt ankommen, den Sie sich gemerkt haben, und wie sich sogar – rein gedanklich – noch weiterdrehen. Vielleicht einen halben Meter weiter oder sogar einen Meter.

- Öffnen Sie die Augen. Wiederholen Sie diese Übung körperlich: Gerade hinstellen, Arm ausstrecken, Zeigefinger ausstrecken und anfangen zu drehen. Solange, bis es auch diesmal nicht mehr weiter geht. Und jetzt schauen Sie, wie weit Sie gekommen sind.

Haben Sie es gemerkt? Höchstwahrscheinlich sind Sie um einiges weiter gekommen als beim ersten Mal, richtig? Das ist gut so! Denn jetzt haben Sie sich mit einer ganz kleinen Übung selbst davon überzeugen können, dass es auch bei Ihnen funktioniert. Und das war erst ein winziger Vorgeschmack. Damit Sie nachvollziehen und verstehen können, dass es wirklich in jedem Bereich, auch beim Thema Gesundheit funktioniert, schauen wir uns zuerst einmal an, was Gesundheit überhaupt ist.

Was ist eigentlich Gesundheit?

Diese Frage haben Sie sich sicher auch schon einmal gestellt. Spätestens dann, wenn Sie krank waren. Doch mal ehrlich: Haben Sie sich schon einmal intensiv Gedanken darüber gemacht, was Gesundheit oder gesund sein – unabhängig von der weitläufig verbreiteten Definition – für Sie bedeutet? Was Sie darunter verstehen? Ist es nur ein Wort? Oder ein Wert? Oder etwas Selbstverständliches?

Für viele Menschen ist Gesundheit nur das Fehlen von Krankheit.

Wenn ich Menschen frage, was für sie persönlich gesund sein bedeutet, erhalte ich die unterschiedlichsten Antworten:

- „Gesundheit heißt, nicht krank zu sein."
- „Gesund bin ich, wenn mir nichts weh tut."
- „Gesund bin ich, wenn ich uneingeschränkt und ohne Beeinträchtigungen bin."

Nur sehr selten höre ich Antworten wie:

- „Ich bin gesund, wenn ich Spaß an dem habe, was ich tue und mit mir im Einklang bin."
- „Gesundheit ist das Höchstmaß an körperlicher, seelischer und mentaler Widerstandskraft, um auf innere und äußere Störungen reagieren zu können."

Aber woran liegt das? Daran, dass Gesundheit häufig nur auf der Körperebene interpretiert und verstanden wird.

Den Wert der eigenen Gesundheit wissen viele Menschen erst dann richtig zu schätzen, wenn er (vorübergehend) verloren gegangen ist.

Mit diesem Buch möchte ich Bewusstheit schaffen für die Zusammenhänge zwischen unseren Gedanken, unseren Gefühlen und den äußeren Umständen, also den Auswirkungen, zum Beispiel auf der Körperebene. Das setzt voraus, dass wir uns erst einmal anschauen, was Gesundheit eigentlich ist.

Zeitungen und Ratgeber wimmeln nur so vor Tipps, was man unternehmen kann, um körperlich gesund zu bleiben. Angefangen bei gesunder Ernährung über Bewegung bis zu Vitaminen ist von allem Möglichen die Rede.

Nur das in meinen Augen Wichtigste wird vergessen: der ganzheitliche Blick!

Die Weltgesundheitsorganisation hat es in ihrer Verfassung von 1946 zusammengefasst:

Gesundheit ist ein Zustand vollständigen körperlichen, geisti-
gen und sozialen Wohlbefindens und nicht nur das Fehlen von
Krankheit und Gebrechen.

Diese Formulierung kommt meiner Auffassung von Gesundheit sehr nah, denn nach meinem Empfinden geht es immer um
Balance, um das (innere) Gleichgewicht, das Zusammenspiel von
Körper, Geist und Seele. Alles im Leben ist auf Gleichgewicht ausgerichtet.

Wir fühlen uns dann wohl, wenn der Ausgleich zwischen An- und
Entspannung gegeben ist. Und vor allem, wenn unser Verstand und
unsere Gefühle in Balance miteinander sind, wenn eine Art inneres
Gleichgewicht herrscht.

Meiner Meinung nach ist es das Wichtigste, das innere Gleichgewicht in uns herzustellen und zu (er)halten! Das Gleichgewicht
zwischen An- und Entspannung, zwischen Ruhe und Aktivität,
zwischen zu viel und zu wenig. Um genau dieses Gleichgewicht herzustellen, demnach für Ihre eigene Gesundheit zu sorgen, sollten
Sie sich Ihre Gedankenkraft zu Nutze machen.

Damit Sie sich besser vorstellen können, wie ich das meine, möchte
ich Ihnen folgendes Bild mitgeben: Stellen Sie sich vor, Sie haben
eine Leinwand und einen Projektor, der einen Film abspielt. Die
Leinwand ist die Projektionsfläche für den Film. Wenn Ihnen der
aktuelle Film nicht gefällt, bringt es nichts, ein Loch in die Leinwand zu schneiden, damit Sie den Film nicht mehr sehen. Sie müssen die Filmrolle auswechseln und einen anderen Film einlegen.

Genauso verhält es sich auch mit unseren Gedanken und unserem
Leben. Das Leben ist quasi die Leinwand, auf der Ihre Gedanken in
Form von Umständen und Ereignissen abgebildet werden. Genauso
verhält es sich auch mit Ihrem Körper. Er projiziert nur das, was auf
Ihrer „Filmrolle" in Ihrem Kopfkino ist. Also nur das, was sich in
Ihren Gedanken befunden hat und aktuell befindet. Es geht darum,

dass Sie die Regie für Ihre Gedanken übernehmen und den Film, der laufen soll, selbst bestimmen.

In den folgenden Kapiteln werde ich Ihnen die Zusammenhänge noch genauer verständlich machen und Ihnen Schritt für Schritt erklären, wie Sie (wieder) lernen, Gedankenregie zu führen. Denn: Gesundheit beginnt im Kopf. Aber was ist Gesundheit denn nun wirklich?

Mein Verständnis von Gesundheit ist ganzheitlich und umfasst daher mehrere Faktoren, die miteinander in Wechselwirkung stehen.

Schon viele Menschen vor uns haben zu Recht festgestellt, dass Körper, Geist und Seele eine Einheit sind und wir sie daher nicht isoliert betrachten können.

Das Wichtigste, was es zu verstehen gilt, ist die Tatsache, dass unsere Gedanken, unsere Emotionen und „die äußeren Umstände" immer miteinander in Wechselwirkung stehen.

Emotionen und Gefühle geben uns tagtäglich Signale über das, was wir denken. Wir haben lediglich verlernt, die Sprache, die uns beispielsweise über Körperreaktionen und Gefühle gesendet wird, zu verstehen beziehungsweise die Zusammenhänge zu erkennen.

Gesundheit bedeutet Balance!

Es geht darum, den Ausgleich, also das Gleichgewicht, herzustellen und vor allem auch zu halten. Die Balance in unseren Gefühlen und auch zwischen unseren unterschiedlichen Lebensbereichen.

Das ist wie beim Balancieren auf einer schmalen Mauer oder einem Seil. Sobald Sie zu einseitig werden, verlieren Sie das Gleichgewicht und fangen an zu taumeln oder fallen runter.

Sie müssen sich bei jedem Schritt, den Sie beim Balancieren machen, neu ausjustieren, um das Gleichgewicht zu halten. Es hilft nicht, sich am Anfang einmal Mühe zu geben und dann zu sagen: „Das wird schon von alleine."

„Wie von alleine" gehen Dinge immer erst dann, wenn wir sie regelmäßig geübt haben. Nicht umsonst trainieren Sportler immer und immer wieder, um besser zu werden und eine gewisse Routine in ihren Denk- und Verhaltensmustern zu bekommen, die dann irgendwann zu einem positiven Automatismus in bestimmten Bewegungen werden und sich unbewusst abrufen lassen.

Im weiteren Verlauf des Buches werde ich Ihnen zeigen, wie Sie ungünstige Automatismen in hilfreiche, Ihre Ziele unterstützende Automatismen umwandeln können.

Daher jetzt schon die gute Nachricht: Sie sind selbst dafür verantwortlich, wie ausgeglichen Ihr Gesundheitskonto ist!

Jetzt fragen Sie: „Was? Ich soll dafür verantwortlich sein?"

Ja, genau! Zu 80 % bestimmt unser Mindset, also das, was wir regelmäßig bewusst wie auch unbewusst denken, die Resultate, die wir erzielen. „Du bist das, was du denkst." Auch beim Thema Gesundheit. Ich weiß, dass ich mich bei einigen Lesern unbeliebt mache, wenn ich schreibe, dass wir durch unsere geistigen, also mentalen Ursachen einen Großteil (die gerade genannten 80 % der Umstände) unbewusst selbst erschaffen. Wie ich das genau meine, darauf gehe ich beim Thema Selbstmanagement noch näher ein.

Auch in puncto Gesundheit. Gesundheit meint das optimale Wohlbefinden auf allen Ebenen. Wobei in *Wohlbefinden* das Wort *Befinden* ja schon auftaucht. Befinden und Befindlichkeit sagen bereits aus, dass es größtenteils um etwas Subjektives, um etwas Gefühltes geht. Redewendungen wie „Ich fühle mich nicht wohl" geben das sprachlich wieder.

Bei Gesundheit geht es um Ganzheit, um das Anerkennen der Tatsache, dass alles im Leben bipolar ist, also zwei Seiten hat, die einander bedingen. Das ist beispielsweise im Ying-Yang-Zeichen schön symbolisiert. Der weiße Teil mit dem schwarzen Punkt und der schwarze Teil mit dem weißen Punkt ergeben nur zusammen das Ganze.

Bipolarität zeigt sich in allem:

- Ebbe und Flut,
- Tag und Nacht,
- oben und unten,
- rechts und links,
- Sonne und Schatten,
- Krankheit und Gesundheit.

Diese Liste könnte unendlich weitergeführt werden. Das eine bedingt immer das andere. Auf das Thema Gesundheit bezogen bedeutet das: *Ganz* sein, also gesund sein, ist nur durch Akzeptanz beider Pole möglich. Negativ empfundene Gefühle sollten Sie daher nicht verdrängen, sondern sie vorübergehend zulassen, um sie überhaupt verändern zu können.

Psychoneuroimmunologen haben nachgewiesen, dass es psychische Einflussfaktoren auf unsere Immunabwehr gibt. Zu den positiven Einflussfaktoren auf unser Immunsystem und somit auch auf unser Wohlbefinden gehören z. B.:

- Optimismus,
- der Glaube an das eigene Können,
- Selbstwert,
- stabile soziale Beziehungen,
- positive Gefühle.

Verschiedene Studien konnten zeigen, dass Optimismus z. B. die Funktion des Immunsystems verstärkt und die negativen Auswirkungen von Ängsten abmildert.

Wie das alles miteinander zusammenhängt, werden wir uns in den folgenden Kapiteln noch genau anschauen. Zunächst fragen wir uns jedoch, was Krankheit bedeutet.

... und was ist Krankheit?

Gesundheit ist nicht alles,
aber ohne Gesundheit ist alles nichts.
(Arthur Schopenhauer, 1788-1860)

Krankheit wird häufig als das Gegenteil von Gesundheit angesehen. Die Frage ist allerdings: Was genau heißt *krank*? Von der Norm abweichend? Ist es ein bestimmter Wert? Ein Gefühl?

Befürworter der Schulmedizin werden sagen: „Ist doch klar, du kannst an dem und dem Wert ablesen, ob du gesund oder krank bist."

Ich bin keine Gegnerin der Schulmedizin, aber ich nutze gern das gesamte Farbspektrum, statt nur schwarz-weiß zu malen.

Auch bei gesundheitlichen Themen sehe ich das so. Es geht nicht um *entweder – oder*, sondern um *sowohl – als auch*.

Die Frage ist, in welchen Bereichen klassische schulmedizinische Ansätze hilfreich sind und an welcher Stelle eine andere Herangehensweise als erster Schritt angebracht ist. So stellt sich bei einem verblutenden Menschen natürlich nicht die Frage, was er in diesem Moment mit mentalen Techniken bewirken kann, sondern da ist schulmedizinische Notfallversorgung angesagt, ohne Wenn und Aber.

Geht es aber um andere Krankheitssymptome, so könnte es doch sinnvoll sein, Ursachenforschung – und zwar nicht rein auf der Körperebene – zu betreiben, um zu verstehen, warum wir überhaupt krank geworden sind. Denn nur dadurch haben wir die Chance, in Zukunft gesund zu bleiben.

Krankheit bedeutet Dis-Balance! Sie ist ein Zeichen dafür, dass etwas aus der Balance geraten ist. Die Kunst und Aufgabe besteht darin, zu verstehen, was bzw. in welchem Lebensbereich oder in welchen Lebensbereichen etwas aus dem Gleichgewicht geraten ist.

Es gibt einige tausend Diagnosen und Krankheiten. Sie sind alle nur das Resultat einer Ursache, nämlich Stress. Und Stress bedeutet, wie Sie später noch lesen werden, weitaus mehr als nur viel gearbeitet zu haben.

Wäre es da nicht sinnvoll, sich einmal klar zu machen, was eigentlich genau passiert? Also zu erkunden, was die Ursache davon ist?

Genau wie *Dr. Rüdiger Dahlke* verstehe ich Krankheit als Symbol. Als Zeichen für die Tatsache, dass etwas aus dem Gleichgewicht geraten ist. Krankheit sehe ich als Botschaft der Seele – und somit den Körper als das Spiegelbild der Seele.

Ich weiß, das ist kein allzu verbreiteter Ansatz. Dennoch macht alles Bemühen um Gesundheit nur dann Sinn, wenn wir die Wirkmechanismen verstehen, um sie für uns nutzen zu können.

Denn wollen wir gesund bleiben oder, wie viele Menschen es fatalerweise formulieren, „nicht krank werden", sollten wir verstehen, warum „die Umstände" so sind, wie sie gerade sind.

Stellen Sie sich vor, in Ihrem Auto blinkt die Öllampe. Jedem Autofahrer soll das sagen: „Fahr in die Werkstatt, lass den Ölstand prüfen und ggf. Öl nachfüllen!" Sie können natürlich sagen, dafür haben Sie jetzt keine Zeit, weil der Kalender voll ist und Sie noch so viel zu erledigen haben. Dann kleben Sie, damit Sie das Blinken nicht mehr sehen müssen, ein Blatt Papier vor die Öllampe oder bauen sie kurzerhand aus.

Diese Metapher benutze ich gerne, um zu veranschaulichen, wie viele Menschen mit ihrem Körper umgehen. Man nimmt ein Präparat ein, um das „Blinken", das Symptom, abzustellen. Doch Symptomfreiheit, beispielsweise keinen Husten mehr zu haben, heißt nicht, automatisch gesund zu sein. Das wird allerdings häufig verwechselt. In unserer schnelllebigen Welt, in der fürs Gesundwerden keine Zeit ist, wird häufig zu allerlei Mitteln gegriffen, um möglichst schnell wieder zu funktionieren. Und genau da liegt das Problem. Krankheiten oder Symptome wollen uns etwas sagen.

Alles, was wir nicht bewusst zulassen, somatisiert sich, sucht sich einen Ausdrucksweg über den Körper. Und zwar solange, bis wir die Bedeutung verstehen!

Unser Körper re-agiert beispielsweise stark auf Stress, auf innere Ängste und auf Konflikte. Wenn wir das, was wir bei den ersten Anzeichen, wie zum Beispiel einem „komischen Bauchgefühl" oder „Magenschmerzen beim Gedanken an etwas", nicht hören und zulassen wollen, weil „man stark sein muss", dann sucht sich die Natur eben den Weg über körperliche Symptome, um uns wach-zurütteln.

Viele Menschen sind der Überzeugung, dass Krankheiten „aus heiterem Himmel" kommen. Doch wenn wir uns das einmal genauer anschauen, stellen wir fest, das ist nicht der Fall. Alles, auch im Bereich der Gesundheit, folgt den Gesetzmäßigkeiten von Ursache und Wirkung. Nur, weil wir die Ursache nicht immer sofort bewusst sehen, heißt das nicht, dass es keine gibt.

Vergleichen wir dazu einmal unseren Körper mit unserem Rechtssystem. Stellen Sie sich vor, Sie haben ein Auto gekauft und zahlen die erste Rate nicht. Dann bekommen Sie einen Brief, eine höfliche Erinnerung, ganz freundlich. Wenn Sie in eine „Fehlhaltung" gehen, macht Ihr Körper es genauso. Sie wachen morgens auf und merken: „Irgendwie bin ich heute nicht gut drauf." Es tut nichts weh, Sie denken deswegen auch nicht darüber nach, was Ihnen das sagen soll, denn schließlich ist es zwei Stunden später schon wieder weg.

Bleiben wir bei dem Beispiel mit der Autorate. Wenn Sie nichts verändern, also die Rate nicht zahlen, bekommen Sie eine Mahnung. Diese erste Mahnung ist mit Kosten verbunden, d. h. es fängt langsam an, „weh zu tun". Dann kommen Überlegungen wie „Hab' ich mich verlegen oder Zug abbekommen?" Jedenfalls wird es akut. Zahlen Sie Ihre Rate immer noch nicht, bekommen Sie einen, nennen wir es mal „Binnenbrief": „Wenn Sie nicht binnen acht Tagen zahlen, übergeben wir den Fall unserer Rechtsabteilung." Das macht der Körper auch. Sie haben inzwischen nicht mehr zu ignorierende Symptome wie z. B. Schmerzen. Sich jetzt nur etwas gegen das Symptom verschreiben zu lassen ist ungefähr so sinnvoll, wie in dem Beispiel mit der blinkenden Öllampe diese nur abzukleben statt zu schauen, warum sie blinkt.

Wenn Sie sich jetzt freuen, dass Sie das Blinken nicht mehr sehen und denken, damit ist es erledigt, dann stimmt das nicht. Es ist natürlich nicht erledigt, nur weil Sie das akute Signal abgestellt haben. Das heißt, Sie sind immer noch krank, merken es nur nicht mehr. Als Nächstes bekommen Sie einen Zahlungsbefehl. Wenn Sie Ihre Rate weiterhin nicht zahlen, geht es vor Gericht. Das heißt auf körperlicher Ebene, Ihr Leiden ist jetzt chronisch geworden. Von nun an bekommen Sie eine Dauermahnung. Und wenn Sie weiterhin nichts tun, kommt irgendwann der Gerichtsvollzieher und pfändet. Das heißt übersetzt, ab jetzt kommen „schwere Krankheiten", um Sie endlich wachzurütteln. Natürlich könnten Sie immer noch Ihre Rate zahlen, inzwischen allerdings zuzüglich Zinsen und Gerichtskosten, aber die Möglichkeit besteht noch.

Unser Körper will uns mit Krankheiten und Symptomen nicht ärgern, sondern uns nur dazu bringen, auf den richtigen Weg zurückzukehren und die Balance wiederzufinden. Denn alles im Leben ist auf Gleichgewicht ausgerichtet, auch unser Körper. Es geht um das Gleichgewicht von Körper, Geist und Seele.

Wenn Sie verstanden haben, was es zu verändern gilt, bekommen Sie bildlich gesprochen Ihren gepfändeten Kraftfahrzeugbrief zurück, der „Kuckuck" wird entfernt, und die Sache ist erledigt. Zwar mit vielen Unannehmlichkeiten bis dahin, aber: nach Zahlung erledigt.

Was heißt das im übertragenen Sinn?

Genau so können Sie jederzeit zu Bewusstheit für Zusammenhänge kommen und Ihre Geisteshaltung, also Ihr Mindset ändern. Dann geschieht das, was Mediziner, wenn sie sich etwas nicht erklären können, *Spontanremission* bzw. *Wunderheilung* nennen.

So funktioniert das aber nicht, denken Sie? Doch, genauso. Das erlebe ich regelmäßig mit meinen Klienten und auch an mir selbst. Die Gesetzmäßigkeiten von Ursache und Wirkung gelten in allen Bereichen, auch wenn sie uns in einigen Bereichen vertrauter sind als beim Thema Gesundheit und Krankheit.

Wenn eine Erkrankung eine alternative Herangehensweise erlaubt, sollten Sie sich auf den Weg machen, um herauszufinden, wie Ihr Denken diesen Zustand hervorgerufen hat, was die mentalen und emotionalen Ursachen dafür waren. In einer akuten, lebensbedrohlichen Situation ist das natürlich nicht möglich. Dann ist die Schulmedizin der erste Weg, um beispielsweise Schmerzen zu lindern, was Ihnen dann wiederum überhaupt erst ermöglicht, sich auf Gesundheit zu konzentrieren. Daher kann das *Heilen durch Bewusstwerdung der Zusammenhänge* die medizinische Behandlung harmonisch ergänzen.

Damit wir uns den Leidensweg über körperliche oder auch seelische Krankheit ersparen können, ist es notwendig, Bewusstsein zu entwickeln und sich mit Themen auseinanderzusetzen, auch wenn sie unangenehm erscheinen.

Teil 1:
Mentales Selbstmanagement
Die Grundlagen

Selbstmanagement:
Was ist damit gemeint?

Die moderne Medizin kümmert sich um Ihre Krankheiten.
Von diesen lebt sie.
Um Ihre Gesundheit müssen Sie sich selber kümmern.
Von dieser leben Sie.
(Dr. Johann Georg Schnitzer, geb. 1930)

Ist Ihnen bewusst, dass Sie durch Ihr Denken, Ihr Handeln oder auch Nicht-Handeln im großen Maße darüber entscheiden, was Ihnen in Ihrem Leben widerfährt? Und dass die Art, wie Sie damit umgehen, was Ihnen widerfährt, darüber entscheidet, wie gut oder schlecht Sie das Erlebte verarbeiten, ob Sie daran zerbrechen oder gestärkt daraus hervorgehen?

Selbstmanagement heißt, Eigenverantwortung zu übernehmen und sich nicht als Opfer der anderen oder der Umstände zu sehen. Ich rede bewusst nicht von Schuld, sondern davon, dass wir bei allem, was uns widerfährt, zu 80 % mit unseren Gedanken dazu beigetragen haben, dass wir da sind, wo wir gerade sind. Das mag hart klingen, ist aber so und gilt nicht nur gesundheitlich, sondern genauso beruflich, privat und in allen anderen Lebensbereichen.

Positives Selbstmanagement setzt voraus, dass Sie Eigenverantwortung für sich und Ihr Leben übernehmen!

Das mag hart klingen, weil Ihnen jetzt womöglich ein paar Situationen einfallen, für die Sie das so gar nicht einsehen können oder wollen. Ich weiß, dass es für viele Menschen viel bequemer ist, das Schicksal, die anderen, die Umstände oder wen auch immer für ihre aktuelle Lebenssituation verantwortlich zu machen.

Aber genau da geht es los! Wenn Sie sich hilflos, den Umständen gnadenlos ausgeliefert fühlen und denken, dass Sie keine Kontrolle über Ihre Gefühle haben, dann werden Sie sich selbst bemitleiden und sich über das Schicksal beklagen.

Das nicht zu tun, sondern sich selbst als Gestalter, ja als Designer und Regisseur Ihres Lebens zu sehen, setzt ein hohes Maß an Bewusstsein bzw. Bewusstmachung und letztendlich Klarheit voraus. Was wiederum Ehrlichkeit sich selbst gegenüber erfordert.

Wie ehrlich sind Sie zu sich selbst?

Haben Sie sich schon einmal gefragt, wie ehrlich Sie zu sich selbst sind? Jeder wird wahrscheinlich antworten: „Na klar bin ich ehrlich." Doch ist das wirklich immer so? „Damit komm ich schon klar", „Da bin ich drüber hinweg", „Das macht mir nichts" sind nur einige Aussagen, die darüber hinwegzutäuschen versuchen, was wirklich in uns vorgeht, im Zweifelsfall auch, ohne dass es uns überhaupt bewusst ist.

Wir Menschen neigen dazu, uns Situationen schönzureden oder sie zu verdrängen, um der Wahrheit in dem Moment nicht ins Auge blicken zu müssen. Das ist menschlich und ein Mechanismus, der vorübergehend hilft. Doch dauerhaftes Nicht-Hinsehen, Nicht-Hinhören, Nicht-Fühlen und Nicht-Wahrhabenwollen, also Verdrängung, führen zu einer Verschlechterung unseres emotionalen Zustandes.

Der Versuch, unangenehme Gedanken und Gefühle dauerhaft zu verdrängen bzw. zu unterdrücken ist so, als würden Sie versuchen, im Meer einen Ball unter Wasser zu halten. Haben Sie das schon einmal probiert? Dann wissen Sie, dass es eine Zeitlang gutgeht, aber unglaublich viel Kraft und Anstrengung kostet. Denn bei jeder (emotionalen) Welle, die kommt, müssen Sie verhindern, dass der Ball hochploppt und wieder versuchen, ihn mit all Ihrer Kraft unter Wasser zu halten. Das ist sehr anstrengend und funktioniert auf Dauer auch nicht.

Seien Sie daher ehrlich zu sich selbst. Das bedeutet nicht, dass Sie mit Ihren Themen hausieren gehen und jedem davon erzählen sollen, sondern dass Sie *sich selbst* nicht belügen, sich nichts schönreden sollen. Es geht darum, eine schonungslos offene Grundehrlichkeit in Bezug auf die eigenen Gefühle und Gedanken zu entwickeln. Also die eigenen inneren Prozesse zu reflektieren und für das Wachstum der Persönlichkeit zu nutzen.

Das hat auch eine Menge mit Selbstwertschätzung zu tun. Denn erst, wenn Sie 100 % ehrlich zu sich selbst sind und sich auch unangenehme Gefühle eingestehen, haben Sie die Chance, diese zum Positiven hin zu verändern.

Denn positive Veränderung braucht immer Bewusstsein! Solange Ihre Selbstsabotage-Programme auf Autopilot fahren, sind Sie nicht der Fahrer, sondern höchstens der Beifahrer Ihres Lebensbusses. Das hat mit Selbstbestimmung nichts (mehr) zu tun.

Selbstverantwortung bedeutet nicht, für jedes Ereignis die Verantwortung zu übernehmen, aber für die eigene Reaktion auf Ereignisse und für die Interpretation, und zwar zu 100 %. Warum wir das so häufig nicht tun? Schlicht und einfach, weil wir Angst haben. Angst vor unseren Gefühlen.

Aber negative bzw. als negativ empfundene Emotionen verlieren ihre Macht in dem Moment, wenn wir Verantwortung übernehmen und diese Emotionen überhaupt zulassen. Selbstmanagement bedeutet, in allen Bereichen vom Opfer der Umstände zum Gestalter seines Lebens zu werden und Verantwortung für das eigene Denken und Handeln zu übernehmen.

Der Glaube versetzt Berge

Was ist Selbstwirksamkeit?

Der Glaube versetzt Berge. Wir alle kennen diesen Spruch. Gemeint ist hier allerdings nicht der religiöse Glaube, sondern der Glaube an das eigene Können, an die eigenen Fähigkeiten, zukünftige Ziele zu erreichen und Herausforderungen zu meistern.

Sie kennen doch die sich selbst erfüllende Prophezeiung: Wenn wir denken „Das geht bestimmt schief!", dann wird es schief gehen! Wenn wir uns aber sicher sind „Das kriege ich hin!", dann wird es klappen. Von genau dieser Überzeugung in unserem Kopf hängt es ab, ob wir bei all dem, was wir tun, erfolgreich sind oder nicht. Und zwar viel mehr, als unser Erfolg von unseren tatsächlichen Fähigkeiten abhängt. Es geht um den *Glauben* an die eigene Kompetenz, Einfluss auf Dinge nehmen zu können, selbst etwas *bewirken* zu können.

Ein Beispiel dazu:

Wenn Sie erwarten, von einer Krankheit zu gesunden, werden Sie alles tun, was Ihnen helfen kann, sich zu erholen, auch Dinge, die schwierig sein könnten. Umgekehrt ist es genauso. Wenn Sie erwarten, nicht gesund werden zu können, werden Sie Dinge – vielleicht auch solche, die etwas anstrengender oder ungewöhnlich sind – erst gar nicht machen. Mit anderen Worten, wenn Sie nicht daran glauben, dass Ihr Ziel auf Sie wartet und dass Sie in sich alle Fähigkeiten und Eigenschaften haben, die Sie brauchen, um Ihr Ziel zu erreichen, werden Sie nichts tun, was nötig und wichtig ist, um Ihr Ziel zu erreichen. Klingt logisch? Ist es auch!

Es geht um unsere innere Einstellung zu unseren Handlungen. Wer nicht an sich und sein Können glaubt, traut sich auch nur wenig zu. Er ist dann eher davon überzeugt, dass das Leben „vom Schicksal geprägt" ist anstatt von den eigenen Handlungen und Denkweisen.

Als Folge davon sieht man sich selbst in der Opferrolle und überlässt anderen das Agieren, anstatt selbst zu handeln. Wie sich eine solche innere Grundhaltung auswirkt, können Sie sich bestimmt leicht vorstellen, oder?

Der Glaube entscheidet

Kennen Sie den Placebo-Effekt? Sicherlich haben Sie schon davon gehört. Das Wort *Placebo* leitet sich vom lateinischen Wort *placere* ab und heißt wörtlich übersetzt *Ich werde gefallen* bzw. *Es möge nutzen*. Unter Placebo-Effekt versteht man die Wirkung eines Schein-Medikaments, also eines, das keine pharmakologisch wirksamen Bestandteile enthält, aber dennoch wirkt. Teilweise sogar besser als echte Präparate. Egal ob Tabletten, Globuli oder Spritzen – Placebos gibt es in vielen Varianten.

Aber haben Sie auch schon einmal etwas vom *Nocebo*-Effekt gehört? Das Wort *nocebo* kommt vom lateinischen Wort *nocere*, was *schaden* bedeutet, sodass *nocebo* wörtlich übersetzt *Ich werde schaden* heißt. Es stellt somit den Gegenpol zum Placebo (= Ich werde gefallen)-Effekt dar. Im Gegensatz zur positiven Wirkung beim Placebo-Effekt erfolgt beim Nocebo-Effekt eine negative Reaktion.

Sowohl der Placebo-Effekt als auch der Nocebo-Effekt beruhen auf einer Erwartungshaltung, einem Glauben, was die Wirksamkeit eines Präparates betrifft. Schon in diversen älteren Schriften heißt es zu Recht „Der Glaube versetzt Berge". Gemeint ist damit, dass unser Glaube, die Erwartungshaltung an etwas, unsere Wahrnehmung und unser Empfinden massiv beeinflussen. Glauben ist eine körpereigene Gewissheit. Unsere Erwartungshaltung ist oft unbewusst und beruht meistens auf Konditionierungen, auf gelerntem Verhalten.

So kann bei einem Patienten die Befürchtung aufgebaut werden, dass bestimmte äußere Einwirkungen „krank machen". Das ist z. B. dann der Fall, wenn Sie glauben, dass ausschließlich Bakterien oder Viren für eine Erkältung verantwortlich sind und Sie sich diese „einfangen" können. Überlegen Sie mal: Wenn Bakterien oder Viren die alleinige Ursache für Erkältungskrankheiten wären, dann müsste jeder Hals-Nasen-Ohren Arzt oder jeder Apotheker das ganze Jahr über krank sein. Denn diese Menschen sind täglich von erkälteten Patienten umgeben. Trotzdem passiert das nicht. Haben Sie sich schon einmal die Frage gestellt, wie das sein kann? Woran es liegt, dass trotz gleicher äußerer Rahmenbedingungen einige Menschen krank werden und andere gesund bleiben?

Personen, die daran glauben, sich anstecken zu können oder krank zu werden, erkranken dann auch tatsächlich, die entsprechenden Symptome können bei ihnen beobachtet und auch gemessen werden.

Zu den Auslösern oder Verstärkern von Krankheitssymptomen gehören auch Aussagen, also Worte und Sätze, die wir von anderen Menschen hören oder in den Medien lesen: „Es ist wieder Grippezeit", „Es kann jeden treffen", „Man kann dabei nur krank werden". Auch Aussagen von Ärzten wie „Da kann man nichts machen", „Damit müssen Sie leben," „Das ist unheilbar" haben eine enorme, manchmal sogar fatale Wirkung auf das, was wir erwarten und glauben.

Jedes Wort zählt!

Jedes Wort, das wir lesen, sagen oder denken führt zu einer Reaktion. Worte sind somit Trigger, also Reize. Nicht umsonst hat jeder von uns schon einmal erlebt, wie verletzend Worte wirken können oder wie wohltuend sie sein können.

Erinnern Sie sich bitte kurz an eine Situation zurück, in der Sie von jemandem mit Worten verletzt wurden.

Merken Sie etwas?

Das „Zurückerinnern" löst kein angenehmes Gefühl aus, sondern ein unangenehmes, richtig?

Jetzt erinnern Sie sich bitte daran zurück, wie Sie beispielsweise eine richtig schöne Liebeserklärung bekommen haben.

Wie fühlt sich das an? Richtig gut, oder?

In beiden Fällen handelt es sich „nur" um Worte.

Und dennoch wird schnell klar, warum es wichtig ist, Bewusstsein nicht nur für das eigene Denken, sondern auch für das eigene Sprechen zu entwickeln. Denn beides steht miteinander in Wechselwirkung, wie Sie bei dieser kleinen Übung gemerkt haben.

Wenn man sich der Tatsache bewusst wird, dass jedes Wort zählt, wird einem klar, warum das, was wir sagen, nicht nur in alltäglichen Gesprächen überlegt sein sollte, sondern besonders im therapeutischen Kontext entscheidend ist. Wir tragen eine unglaublich große Verantwortung, nicht nur für unser Denken, sondern auch für die daraus resultierenden Worte. Denn sowohl Gedanken als auch Worte lösen Gefühle aus. Und diese bestimmen unser körperliches Wohlbefinden.

Sprache ist der Vermittler zwischen unserer inneren Welt und der äußeren. Nicht umsonst kann sich zum Beispiel Hypnose aufgrund der positiven Suggestionen besonders angenehm und förderlich auf unser Unterbewusstsein auswirken.

Andererseits können beispielsweise Beipackzettel und ausgiebige „Risikoaufklärungen" dazu führen, dass sich die darin genannten Symptome tatsächlich zeigen. Denn die Angst, was alles passieren könnte (im Beipackzettel finden sich ausreichend Beispiele, die Bilder und Gefühle in uns auslösen) führt häufig dazu, dass sich unsere Biochemie unseren inneren (oft unbewussten) Überzeugungen oder Befürchtungen anpasst und uns somatisch, also körperlich, genau das spiegelt, was wir denken bzw. wovon wir unbewusst überzeugt sind. Denn: Jeder Gedanke, der mit einem Gefühl verbunden ist, verändert Molekülbindungen. Und das in beide Richtungen.

Hier ein paar Tipps, wie Sie sich vor dem Nocebo-Effekt schützen. Folgende Strategien können Sie einsetzen:

- Meiden Sie die Gesellschaft von Menschen, die ständig über Krankheiten und Gebrechen reden.

- Unterbrechen Sie bewusst Katastrophenphantasien über Krankheiten, und wenden Sie sich positiven Dingen zu.

- Suchen Sie, wenn Sie sich schon mit Krankheiten befassen, nach Lösungswegen für den Fall, dass Sie erkranken sollten.

- Lesen Sie Biographien und Berichte von Menschen, die ihre Krankheit überwunden haben.

- Richten Sie Ihre Gedanken auf vollkommene Gesundheit.

- Suchen Sie nach Beweisen, weshalb es Sie nicht treffen wird, statt sich mit einer möglichen Erkrankung zu befassen.

Schauen wir uns noch einmal an, wie es sich bei Menschen verhält, die eine hohe Selbstwirksamkeitserwartung haben. Im Gegenzug zu Menschen mit niedriger Selbstwirksamkeitserwartung ist bei ihnen das Vertrauen in die eigenen Handlungen und den eigenen Einfluss groß.

Die Selbstwirksamkeit drückt das Vertrauen in das eigene Handeln aus. Inbegriffen sind auch das grundsätzliche Vertrauen in die eigene Leistungsfähigkeit und die eigene Stärke, das eigene Können. Selbstwirksamkeit ist von Optimismus geprägt, weil sämtliche Gedanken, Gefühle und Handlungen einer *positiven Grundhaltung* entspringen. Nur wer über eine hohe Selbstwirksamkeit verfügt, wird auch den Glauben, die feste Überzeugung haben, den Anforderungen des Lebens gewachsen zu sein. Eine hohe Selbstwirksamkeitserwartung ist somit Grundvoraussetzung für ein selbstbestimmtes, gesundes Leben und ein erfolgreiches Selbstmanagement.

Zielklarheit oder: Was will ich eigentlich wirklich?

Wenn das Leben keine Vision hat, nach der man strebt,
nach der man sich sehnt, die man verwirklichen möchte,
dann gibt es auch kein Motiv, sich anzustrengen.
(Erich Fromm, 1900-1980)

Die Themen Selbstmanagement und Verantwortung sind allerdings auch deswegen für viele Menschen so schwierig, weil sie gar nicht wissen, was sie eigentlich wollen.

Stellen Sie sich vor, Sie planen, mit dem Auto nach Paris zu fahren. Die meisten Menschen besitzen heute Navis und fahren entspannt immer der Stimme folgend von A nach B. Wenn Sie in Paris ankommen wollen, sollten Sie, bevor Sie losfahren, Paris als Ziel sowie Straße und Hausnummer ins Navigationssystem eingeben.

Wenn Sie nur eingeben „irgendwohin, wo es schön ist" dürfen Sie sich nicht wundern, wenn Sie irgendwo, wo es schön ist, aber eben nicht in Paris ankommen.

Wenn Sie nur „Paris" eingeben, dürfen Sie sich nicht wundern, wenn Sie zwar in Paris ankommen, aber leider in einem ganz anderen Stadtteil.

Genauso verhält es sich auch mit unseren Zielen. Und ich meine mit Zielen nicht nur berufliche, sondern auch private, sportliche, persönliche, finanzielle und gesundheitliche Ziele. Um genau dort anzukommen, wo man auch hin möchte, ist die Grundvoraussetzung, sein Ziel überhaupt zu kennen. Außerdem muss man lernen, sein Ziel präzise und positiv zu formulieren.

Ist es nicht komisch, dass viele Menschen mehr Zeit für die Planung ihres Urlaubs aufwenden als für die Planung ihrer Ziele und ihres Lebens? Mit Planung meine ich nicht, dass es nichts Unvorhergesehenes mehr gibt, sondern vielmehr, dass Sie sich darüber klar werden, was Sie wirklich wollen und daraus dann Ziele und vielleicht sogar Visionen entwickeln. Genau zu wissen, was Sie bis wann in welcher Form erreicht haben oder sein möchten, das ist Zielklarheit.

Soll ich Ihnen etwas verraten? 90 % der Menschen fehlt es an genau dieser Klarheit. Und dann wundern sie sich, warum „es nicht so läuft wie gewünscht". Wenn Sie kein klares Ziel haben, weiß Ihr Unterbewusstsein nicht, worin genau es Sie unterstützen soll. Werden Sie sich klar darüber, wie genau Ihr Gesundheitszustand sein soll und was Sie darunter verstehen.

Die Programmierung des Unterbewusstseins

Damit Sie Ihr Wissen auch in Taten umsetzen können und sich Ihnen keine Hindernisse in den Weg stellen, ist es wichtig, dass Sie sich Ihr Unterbewusstsein (wofür die rechte Hirnhälfte verantwortlich ist) zum Freund und Helfer, zu Ihrem Verbündeten machen. Denn wer möchte schon anderen gerne unbewusst das Ruder über sein Leben überlassen?

Durch Ihre Gedanken und Gefühle programmieren Sie jeden Tag Ihr Unterbewusstsein; ob Sie es wollen, oder nicht. Damit Sie Ihre Ziele tatsächlich erreichen, müssen Sie Ihre Gedanken bewusst auf Ihre Wünsche und Ziele ausrichten und sich auf das konzentrieren, was Sie wollen. Nicht auf das, was Sie nicht wollen. Denn unser Unterbewusstsein ist absolut wertfrei und neutral! Das bedeutet, es ist ihm total egal, ob etwas, das wir denken gut oder schlecht für uns ist, da es diese Wertung nicht kennt und auch kein moralisches Urteil fällt. Es kennt auch keine Zeit. Das ist der Grund, warum sich Demütigungen aus der Kindheit manchmal bis heute auswirken.

Das Unterbewusstsein unterscheidet nicht zwischen dem, was wir wollen und dem, was wir nicht wollen. Es führt brav immer nur das aus, worauf wir uns konzentrieren und was wir durch unser Denken verursacht haben. Ähnlich wie bei Aladin und der Wunderlampe, wenn es heißt: „Dein Wunsch ist mir Befehl!" Wenn Sie das wissen, wird vieles klar!

Oder vergleichen Sie sich selbst mit einem Schiff: Dann wäre Ihr bewusster Verstand der Kapitän auf der Brücke und Ihr Unterbewusstsein die Mannschaft unter Deck. Über das, was Sie denken und fühlen, teilen Sie Ihrem Unterbewusstsein, also im übertragenen Sinn Ihrer Mannschaft, entsprechende Befehle mit. Weil die unter Deck das machen, was der Steuermann oben sagt, führt Ihre Mannschaft einfach nur bedingungslos aus, was sie als Befehl bekommt. Ohne Wenn und Aber!

Wenn Sie beispielsweise häufig denken „Alle sind gegen mich", dann sagt Ihr Unterbewusstsein „Zu Befehl, Kapitän!" und nimmt Fahrt in genau diese Richtung auf. Was bekommen Sie dann? Genau: Beweise dafür, dass Ihre Befürchtung wahr ist. Ihr Unterbewusstsein zeigt Ihnen im Außen immer nur, worauf Sie sich bis jetzt bewusst oder unterbewusst konzentriert haben.

Falls Sie sich nun fragen, wie Sie es schaffen, keinen einzigen negativen Gedanken zu haben, kann ich Sie beruhigen. Wenn Sie mal einen schlechten Tag haben und sich mal ein negativer Gedanke meldet, wird nicht sofort eine Kettenreaktion ausgelöst.

Nur das, was Sie regelmäßig und wiederholt denken und fühlen, manifestiert sich in Ihrem Leben. Sie ziehen das an und bekommen immer das, woran Sie am meisten und regelmäßig denken oder worüber Sie am meisten und regelmäßig reden. Fangen Sie heute noch an, darauf zu achten!

Die Macht der Worte: Warum das Wording wichtig ist

Viele Menschen neigen dazu, stundenlang aufzuzählen, was sie alles nicht mehr wollen:

„Ich will nicht, dass mein Partner so unzuverlässig ist."

„Ich will nicht zu spät zu kommen."

„Ich will nicht, dass es schon wieder regnet."

„Ich will nicht, dass der Urlaub so schnell vorbeigeht."

„Ich will keine lauten Nachbarn mehr."

„Ich will nicht, dass man so mit mir umgeht."

„Ich will nicht belogen werden."

„Ich will nicht mehr krank sein."

„Ich will keine Schmerzen mehr haben."

„Ich will nicht mehr gehemmt sein."

Das sind nur einige Formulierungen.

Fällt Ihnen etwas auf?

Alle Sätze sagen und beschreiben, was Sie nicht mehr wollen. Wenn Sie formulieren, was Sie nicht mehr wollen, ist das aber etwas völlig anderes, als wenn Sie formulieren, was Sie stattdessen wirklich wollen.

Denn Ihr Unterbewusstsein führt ja immer nur aus, worauf Sie sich konzentrieren. Wenn Sie sich auf das konzentrieren, was Sie nicht wollen, bekommen Sie noch mehr von dem, was Sie nicht wollen.

Wollen Sie stattdessen etwas anderes, müssen Sie es auch so ausdrücken, damit daraus die passenden Befehle für Ihr Unterbewusstsein werden.

Da Gedanken ja so etwas wie innere Selbstgespräche sind, macht die Wortwahl, also das *Wording*, den Unterschied. Unser Gehirn denkt in Bildern. Aus diesen Bildern werden in Bruchteilen von

Sekunden Gefühle gesendet. Die Wörter „nicht" und „kein" haben im Gegensatz zu allen anderen Wörtern eben auch kein Bild im Gehirn hinterlegt. Daher ist es so, als gäbe es diese Wörter gar nicht. Sie werden quasi aus dem Verständnis getilgt, und übrig bleibt der Rest des Satzes.

Das kennen Sie zur Genüge aus Beispielen wie „Denken Sie jetzt nicht an einen roten Ferrari mit Niederquerschnittsreifen, der frisch gewaschen und blinkend aus der Waschanlage kommt." Was passiert? Ob Sie wollen oder nicht, Sie müssen an einen roten Ferrari denken. Oder jemand sagt: „Denken Sie jetzt bitte nicht an eine frisch aufgeschnittene Zitrone." Was passiert? Es ist völlig unerheblich für den Speichelfluss in Ihrem Mund, ob derjenige das Wort „nicht" sagt – oder nicht: Ihr Körper beginnt, sich auf die gedachte Zitrone vorzubereiten.

Und weil das so ist und unser Gehirn so funktioniert, ist es so unglaublich wichtig, sich seine inneren Programme, die Denk- und Sprachmuster bewusst zu machen. Unbewusstheit führt zu dem Satz: „Das wollte ich doch gar nicht!" Das mag ja durchaus sein. Gedanken und Worte werden aber von unserem Unterbewusstsein eins zu eins so umgesetzt, wie wir sie gedacht und gesagt haben und nicht so, wie wir sie gemeint haben!

An einem superschönen Nachmittag mit blauem Himmel und strahlendem Sonnenschein sagte ein Klient in meiner Praxis zu mir: „Wow, der Ausblick hier ist ja mal wirklich nicht schlecht!" Fällt Ihnen an der Wortwahl etwas auf? Derselbe Klient erzählte mir wenig später, er sei ein durch und durch positiv denkender Mensch. Ganz ehrlich: Sich als positiv einzuschätzen und es auch tatsächlich im Denken, Sprechen und Handeln zu sein, sind zwei völlig unterschiedliche Paar Schuhe.

Dieselbe Aussage hätte anders ausgedrückt heißen können: „Wow, der Ausblick hier ist ja wirklich schön!" Fühlen Sie mal in sich hinein, welcher der beiden Sätze ein besseres Gefühl in Ihnen auslöst. Ich denke, wir sind uns im Ergebnis einig. Also fangen

Sie an, bewusst auf das, was Sie denken, zu achten. Verbannen Sie Nicht-Formulierungen aus Ihrem Wortschatz und geben Sie das richtige, positiv formulierte Ziel in Ihr „Gehirnnavi" ein!

Im Alltag finden Sie genügend Beispiele, bei denen Sie Bewusstheit für das, was Sie denken und dann sagen, entwickeln können. Statt zum Beispiel Ihr Kind zu ermahnen: „Fall nicht hin!", könnten Sie sagen: „Sei vorsichtig!" oder „Pass auf!" Oder statt „Geh nicht bei Rot über die Ampel!" besser: „Bleib bei Rot stehen!" Das mag wieder einmal nur nach einer Kleinigkeit aussehen. Allerdings machen ja bekanntlich genau diese Kleinigkeiten den großen Unterschied.

Dafür brauchen Sie neben Bewusstheit für Sprache und ihre Wirkung wieder Zielklarheit. Nur wer weiß, was er wirklich will, kann das auch dementsprechend klar formulieren. Klingt logisch, oder? Ist es auch!

Mentalübung

Um genau diese Zielklarheit zu bekommen, nehmen Sie sich regelmäßig Zeit, um in sich hineinzufühlen und zu hören, was Sie wirklich, wirklich wollen.

Unterteilen Sie dafür Ihre Ziele so konkret wie möglich in einzelne Bereiche, z. B.

- Beruf,
- Sport,
- Finanzen,
- gesellschaftliches Leben,
- Spiritualität,
- Gesundheit.

Fragen Sie sich, bei welchem Thema Ihr Herz anfängt zu hüpfen. Das ist ein sehr gutes Zeichen dafür, dass Sie dem, was Sie wirklich wollen, auf die Schliche kommen. Bei dem, was Sie aus der Tiefe Ihres Herzens heraus wirklich wollen, geht es nicht nur um *ver-*

nünftige Wünsche und Ziele, sondern vielmehr um das, was eine solche Freude in Ihnen auslöst, dass Sie es kaum erwarten können, es zu erreichen. Ich bezeichne diesen Prozess als „das persönliche Warum finden".

Warum sollte ich morgens voller Motivation und Tatendrang aufstehen? Warum habe ich eine Energie, von der andere nur träumen können? Sobald Sie die Antworten auf diese Fragen, also Ihre „persönlichen Warums", gefunden haben, werden Sie merken, dass Dinge passieren, von denen Sie bisher glaubten, sie seien unmöglich. Sobald Sie sich Ihrer Ziele absolut bewusst sind und diese sogar bereits umgesetzt in Ihrer Vorstellungskraft sehen können, findet Ihr inneres Navigationssystem auch 100%ig einen Weg, diese Ziele zu erreichen.

Schreiben Sie Ihre Ziele für jeden einzelnen Bereich untereinander und denken Sie daran, sie immer positiv und konkret zu formulieren. Also nicht „Ich will nicht mehr so dick sein" oder „Ich will mehr für mich tun", sondern „Ich möchte x Kilo bis zum xx.xx.2015 abnehmen" oder „Ich gönne mir jeden dritten Freitag im Monat einen Wellnesstag" oder „Ich werde im Mai dieses Jahres mit x in den Urlaub nach y fliegen".

Unterstützen können Sie das Ganze, indem Sie Ihre Ziele visualisieren, das heißt Bilder dazu finden und diese dann auf ein sogenanntes *Visionsboard* oder eine *Zielcollage* kleben.

Von all dem, was Sie erreichen möchten, sowohl materiell als auch mental oder emotional, haben Sie ein inneres Bild im Kopf. Zum Beispiel von der Figur, die Sie gerne hätten, von der Lebensfreude, die Sie sich wünschen, von den Urlauben, die Sie gerne machen würden oder wovon auch immer.

Drucken Sie sich aus dem Internet passende Bilder oder Fotos aus oder malen Sie selbst Ihre Zielbilder. Es geht dabei nicht darum, einen Picasso zu malen, sondern darum, Ihrem Gehirn durch die Bilder klar zu signalisieren, was umgesetzt werden soll, also in

Ihren Fokus der Aufmerksamkeit rücken und zu Ihrer Wirklichkeit werden soll.

Durch so eine Zielcollage geben Sie sowohl Ihrem Unterbewusstsein als auch Ihrem Bewusstsein eine klare Handlungsanweisung, denn unser Unterbewusstsein denkt ja bekanntlich in Bildern. Durch diese Bilder weiß Ihr Unterbewusstsein, was das Ziel bzw. die Ziele sind und „berechnet" wie beim Navigationssystem im Auto auch die Route zur Zielerreichung für Sie.

Genauso wie beim Auto-Navi kann es sein, dass es auf dem Weg zu Ihren Zielen zu Ausweichrouten kommt oder dass die Route neu berechnet werden muss. Das Ziel aber bleibt konstant und wird daher auch immer erreicht.

Orientieren Sie sich am Ziel! Denn wenn das große Bild klar ist und erkannt wird, dann erkennen Sie auch, welche Puzzleteilchen Sie wo verwenden müssen. Sie merken bereits deutlich, welche enorme Kraft von unserer eigenen Klarheit ausgeht.

Starten Sie jetzt damit, Ihr Wunschleben mit allen Bereichen zu entwerfen und das dafür nötige „Gesamtbild" zu kreieren.

G. P. S. = Gedanken programmieren Stimmung

Jeder Handlung geht immer ein Gedanke voran! Das glauben Sie nicht? Dann versuchen Sie einmal, fünf Minuten nichts zu denken. Merken Sie es? Wenn Sie nicht gerade Meditationsweltmeister sind, geht das nicht ohne weiteres. Denn wenn Sie die Aufforderung bekommen, an nichts zu denken, kommt Ihnen ein Gedanke wie „Ich soll an nichts denken" und schwupps, haben Sie schon wieder gedacht.

Was meinen Sie, wie es sich anfühlt, wenn Sie denken „Ich darf nicht krank werden"? Genau, bescheiden fühlt sich das an. Warum? Weil Ihr Gehirn quasi das „nicht" getilgt und „krank werden" verstanden hat. Daraus bekommen Sie unmittelbar, in Bruchteilen von Sekunden, ein Gefühl gesendet. Und in diesem Fall kein angenehmes!

Merken Sie langsam, dass Sie es immer selber sind, der automatisch durch sein Denken geistige Ursachen setzt?

Worte sind immer nur Ausdruck dessen, was in uns vorgeht. Sprache ist nur Oberflächenstruktur. Alles beginnt mit unserem Denken!

So, wie Sie aus dem Navi das GPS kennen, sollten Sie das „G. P. S. Ihres Gehirns" kennen. Denn: Gedanken programmieren Stimmung! Das heißt, das, was Sie denken, bestimmt Ihre Gefühle. Aber nicht nur unsere Gedanken haben Einfluss auf unsere Gefühle und somit unsere Körperreaktionen, sondern umgekehrt steht unsere Körperhaltung zum Beispiel in Wechselwirkung mit unseren Gefühlen, unseren Gedanken und unserem daraus resultierenden Verhalten.

Das, was viele Menschen schon intuitiv wussten, lässt sich heute auch hirnphysiologisch erklären: Unser Erleben ist ganzheitlich organisiert! Das heißt, unsere Gefühle, Gedanken, Körperhaltungen und unser Verhalten sind über „Schaltungen" im Gehirn miteinander verbunden. Veränderungen an einer Stelle bringen deshalb auch immer Veränderungen an den anderen Stellen mit sich. Das zu wissen und sich dieser Wechselwirkungen bewusst zu werden, hilft Ihnen dabei, sich selbst zu helfen und diese Tatsache für sich zu nutzen.

Probieren Sie dazu bitte Folgendes aus:

- Stellen Sie sich hin, lassen Sie die Schultern und den Kopf kraftlos herunterhängen und versuchen Sie im Brustton der Überzeugung zu sagen: „Mir geht es richtig gut!" Geht das? Nein!

Sie merken, dass Ihre Körperhaltung sich auch auf Ihre Gefühlswelt und auf Ihren Tonfall auswirkt. Im umgekehrten Fall funktioniert das allerdings zum Glück genauso.

- Stellen Sie sich gerade hin. Strecken Sie die Arme nach oben und schauen Sie nach oben. Jetzt sagen Sie: „Mann, was geht´s mir schlecht!"

Merken Sie's? Auch das geht nicht wirklich überzeugend.

Was lernen wir daraus?

Wenn Sie es nicht wie Charlie Brown machen und Ihre Niedergeschlagenheit so richtig „auskosten" wollen, reicht schon eine kleine Änderung der Körperhaltung, um sich ein wenig besser zu fühlen! Wem das zu lapidar erscheint, der sollte es ausprobieren und sprichwörtlich den „Kopf hoch" nehmen. Bei Grübeleien und Problemschieberei bewirken so banal klingende vermeintliche Kleinigkeiten schon kleine Wunder. Nutzen Sie das immer wieder im Alltag!

Wie Sie lernen, die Macht der Worte positiv für sich und andere zu nutzen, werden Sie noch ausführlich im 2.Teil dieses Buches erfahren.

Das Gesetz von Ursache und Wirkung

Ganz am Anfang dieses Buches, bei der Definition von Gesundheit und Krankheit, habe ich bereits erwähnt, dass alles dem Gesetz von Ursache und Wirkung unterliegt. Schauen wir uns das einmal genauer an.

Haben Sie sich auch schon einmal gefragt „Warum ich?" oder „Warum jetzt?" Nennen Sie es Zufall? Schicksal? Willkür? Streichen Sie diese Worte sofort aus Ihrem Wortschatz! Denn nur, weil wir etwas nicht direkt erklären können, heißt das noch lange nicht, dass es keine verursachenden Zusammenhänge gibt. Das Gesetz von Ursache und Wirkung ist ein aus der Physik bekanntes Naturgesetz!

Stellen Sie sich einen Landwirt vor. Was passiert, wenn er im Frühjahr Tomatensamen aussät? Richtig! Er erhält – o Wunder – zur Erntezeit Tomaten. Nehmen wir einmal an, der Landwirt hätte Roggen gesät. Was wird er dann ernten? Nein, keinen Hafer, sondern, wie zu erwarten, Roggen. So logisch, wie die Zusammenhänge am Beispiel des Landwirts sind, sind sie auch im Leben. Durch unser Denken, Fühlen und Sprechen säen wir genau das aus, was wir später ernten, und das in jedem Lebensbereich! Egal, ob es um das Thema Gesundheit, Partnerschaft, Beruf oder was auch immer geht.

Das Gesetz von Ursache und Wirkung oder das Gesetz des Säens und Erntens macht uns auf einfache Weise klar, dass unsere Aussaat die Ernte bestimmt. Wenn wir Positives aussäen, werden wir auch Positives ernten. Oder ganz einfach ausgedrückt: „Wie du zum Leben bist, so ist das Leben zu dir." Unser Leben spiegelt immer nur unsere innere Grundeinstellung wider.

Säen wir destruktive, also negative Gedankensamen, werden wir auch Destruktives ernten. Säen wir beispielsweise Ärger und Hass, werden wir diese auch ernten. Oder wir entscheiden uns für die Aussaat von Vertrauen und Wohlwollen und werden auch das später ernten. Im Volksmund heißt es so schön: „Alles, was du gibst, kommt zu dir zurück." Genau aus diesem Grund sollten Sie sich bewusst machen, welche Art von Gedankensaat Sie regelmäßig aussäen!

Genau wie in der Landwirtschaft, wo zwischen Saat und Ernte (lange) Zeit vergeht, verhält es sich auch mit unseren Gedanken. Ein einziger destruktiver Gedanke hat nicht sofort eine fatale Auswirkung. Aber die Aussaat, die wir regelmäßig pflegen und düngen, der wir Aufmerksamkeit schenken, wächst umso besser. Völlig unabhängig davon, um welche Art von Saat es sich handelt. Genauso verhält es sich auch mit unseren Gedanken, unserem Saatgut. „Hit in" führt zu „Hit out", „Shit in" führt zu „Shit out". Ganz einfach!

Es ist völlig egal, wie Sie das Ergebnis finden. Sie werden immer das ernten, was Sie vorher ausgesät haben – auch wenn Sie jetzt denken „Das kann doch gar nicht sein!" Doch, kann es! Alles hat immer eine Ursache, auch wenn wir sie nicht immer sofort sehen. Wenn Sie zum Beispiel das Licht anmachen, sehen Sie auch nicht, welcher Binärcode, also welche Nullen und Einsen im Schaltkreis, dazu führen, dass die Lampe an der Zimmerdecke angeht. Und obwohl Sie das nicht sehen, zeigt sich dennoch das Ergebnis, nämlich das Licht geht an. Das ist die Auswirkung!

Das Gesetz der Anziehung (Resonanz)

Wir sollten wissen: Unser Leben unterliegt *mehreren* Naturgesetzen. Egal, ob wir daran glauben oder nicht. So wie die Schwerkraft dafür sorgt, dass ein Apfel vom Baum herunter und nicht hoch fällt, genauso sorgt das Gesetz der Anziehung dafür, dass wir immer mehr von dem anziehen, was wir denken und fühlen. Also noch mehr von „derselben Sorte". Egal ob das positiv oder negativ ist. Der Wirkmechanismus ist immer derselbe!

Vielleicht haben Sie das bei sich auch schon mal beobachtet: Wenn Sie eh schon schlecht drauf sind und grübeln und Sätze denken wie „Es ist hoffnungslos", „Das wird doch eh nicht klappen, wie auch?", geraten Sie immer mehr in eine Abwärtsspirale, da auch hier Gleiches Gleiches anzieht. Das heißt, negative Gedanken ziehen noch mehr negative Gedanken an, und es kommen noch mehr destruktive, nach unten ziehende Gedanken dazu, auch wenn Sie das eigentlich nicht wollen. Haben Sie erst einmal durch konstantes, wiederholtes Säen eine mentale Ursache gesetzt, so folgt immer – wenn auch häufig zeitverzögert – eine Auswirkung!

Einigen ist das sehr bewusst, anderen nicht. Sie kennen den Spruch „Wie es in den Wald hineinruft, so schallt es zurück", oder? Dann haben Sie bereits eine Vorstellung davon, was ich meine, wenn ich von Resonanz rede.

Unser Leben ist in allen Bereichen das Spiegelbild unserer Gedanken und Gefühle. Die äußeren Umstände spiegeln nur unsere innere Wirklichkeit. Der äußere Schein ist nur Abbild unseres inneren Seins.

Ein paar Beispiele, an denen Sie die Wirkung des Resonanzgesetzes erkennen können:

- Wenn Sie sich ärgern, begegnen Sie meistens noch mehr Situationen oder Menschen, über die Sie sich ärgern.
- Wenn Sie glauben, nicht gesund werden zu können, werden Sie es auch nicht (dauerhaft).
- Wenn Sie jemanden anlächeln, bekommen Sie zu 99 % ein Lächeln zurück.
- Wenn Sie sich freuen, werden Sie weitere Anlässe wahrnehmen, über die Sie sich noch mehr freuen können.
- Wenn etwas gut ist, wird es meistens noch besser

Gleiche Frequenzen ziehen sich quasi an! Oder wie der Volksmund so schön sagt: „Gleich und Gleich gesellt sich gern." Das ist vergleichbar mit Sender und Empfänger im Radio. Antenne Düsseldorf beispielsweise läuft auf 104,2 und kann nur auf dieser Frequenz empfangen werden. Man muss vorher diese Frequenz einstellen, wenn man dieses Programm empfangen will.

Wir ziehen an, was wir bewusst oder unbewusst aussenden und worauf wir unseren Fokus lenken. Es vermehrt sich immer das, worauf aktuell der Fokus liegt!

Das kennen Sie vielleicht aus dem Beispiel von Dr. Murphy und der „falschen Kassenschlange".

Unsere Erwartung bestimmt das Ergebnis! Die Erwartung sorgt nämlich dafür, dass wir das, was wir erwarten, wahrnehmen und uns darauf fokussieren. Und wie ich ja gerade schon sagte, wächst das, worauf der Fokus liegt. Wir nehmen auch nur das wahr, worauf wir uns konzentrieren. Das glauben Sie nicht?

Dann machen Sie bitte die folgende

Wahrnehmungs-Übung

- Legen Sie das Buch zur Seite und schauen Sie sich den Raum, in dem Sie gerade sitzen, genau an.

- Merken Sie sich bitte alle blauen Gegenstände, die in dem Raum sind.

- Schließen Sie kurz die Augen und zählen Sie in Gedanken alle roten Dinge auf.

Verstehen Sie jetzt, was ich meine?

Wir merken uns das, worauf wir unsere Aufmerksamkeit richten. Die Energie folgt immer Ihrer Aufmerksamkeit, also dem, worauf Sie sich konzentrieren und fokussieren. Gedanken sind reine Energie, und Energie will fließen.

Energie folgt übrigens auch immer der Aufmerksamkeit. Das haben Sie im Alltag bestimmt auch schon zig Male beobachtet. Als Sie sich zum Beispiel Ihr neues Auto gekauft haben und auf einmal ganz viele Modelle *Ihres* Autos sahen. Oder werdende Mamis, die plötzlich nur noch andere schwangere Frauen sehen. Oder Sie haben einen Arbeitsvertrag bei einem großen Konzern unterschrieben und stellen auf einmal fest, welche Produkte alle von diesem Konzern stammen.

Die Sachen haben für Sie eine Bedeutung bekommen und fallen Ihnen deswegen auf.

Als ich meinen Vertrag bei einem großen Finanzdienstleister mit einem S als Logo unterschrieben hatte, sah ich plötzlich an jeder Straßenecke dieses rote S. Zufall? Nein! Ich garantiere Ihnen, die haben all diese Filialen nicht extra für mich über Nacht dahin gebaut. Aber sie hatten für mich eine Bedeutung bekommen, und deswegen fielen sie mir auf. Das ist selektive Wahrnehmung! Und so wie diese in den genannten Beispielen funktioniert, so funktioniert sie in allen Situationen.

Zufälle gibt es nicht

Nichts passiert ohne Grund.

Denn Zufall heißt nur, „es fällt zu, was fällig ist"!

Mentalen Ursachen folgen immer Auswirkungen, das heißt, irgendwann fällt Ihnen das zu, was nach Ihrer bisherigen Denkweise fällig ist.

Viele Menschen neigen dazu, alles, bei dem sie auf den ersten Blick keine Ursache sehen, Zufall oder Schicksal zu nennen.

Durch unsere selektive Wahrnehmung bedingt, sehen wir nur das, worauf wir uns konzentrieren.

Das bedeutet: Das, worauf wir unseren Fokus, unsere Konzentration richten, kommt durch unsere Aufmerksamkeit in unsere Realität. Beispielsweise beschäftigen Sie sich gerade mit der Überlegung, wohin Sie als nächstes in Urlaub fahren. Und beim Lesen der Tageszeitung fällt Ihnen ein Angebot für einen schönen Urlaub auf, wie Sie sich ihn vorstellen. Reiner Zufall? Nein! Selektive Wahrnehmung. Ihnen fällt das auf, was für Sie gerade Bedeutung hat.

Dinge, egal, ob „gute" oder „schlechte", denen wir unsere Aufmerksamkeit, unsere volle Konzentration schenken, erhalten dadurch mehr Energie. Das heißt nichts anderes, als das alles, was wir denken für uns Wirklichkeit wird. Mentales wird Reales!

Wir säen mit dem Mindset, mit den Gedanken, die wir wiederholt und regelmäßig denken – sei es bewusst oder unbewusst – unsere mentale Saat aus. Sich das klar zu machen, sich dieser Tatsache bewusst zu werden, ist der erste Schritt beim Selbstmanagement. Erst müssen uns Dinge und Zusammenhänge überhaupt klar, also bewusst sein, bevor wir irgendetwas in irgendeine Richtung verändern können.

Jeder Gedanke zieht ein Gefühl nach sich. Damit sind wir der Schöpfer, der Gestalter und der Regisseur unserer eigenen Realität. Das heißt, es gibt keine Zufälle, sondern nur geistig – häufig unbewusst – gesetzte Ursachen, deren Auswirkungen wir jetzt sehen oder fühlen.

Ihre heutige Gesundheit ist demnach das Ergebnis Ihrer bisherigen Denkweise und Ihrer Entscheidungen, so uncharmant das eventuell für Sie klingen mag. Spätestens jetzt dürfte es klar sein.

Alles, was sich in jedem Moment unseres Lebens ereignet, wie beispielsweise ein plötzlich auftretender Stau, ein Streit oder was auch immer, ist nichts anderes als eine Einladung, in einen inneren Wachstumsmodus – oder andersherum in den Schutzmodus – zu versinken. Wofür wir uns entscheiden, liegt an uns. Wir alleine haben die Freiheit zu entscheiden, in welche Richtung die Reise geht. In jedem Moment haben wir unsere ganze Hirnkapazität zur Verfügung. Unser gesamtes inneres Potential.

Und jetzt, wo Sie um das Gesetz von Ursache und Wirkung wissen, geht es darum, dieses für sich und aktiv zu nutzen. Denn weiter zu machen wie bisher, also weiterhin unbewusst eigentlich nicht gewollte Ursachen zu setzen, ist grob fahrlässig. Ich nenne es geistige Brandstiftung. Wenn ich etwas anzünde, darf ich mich anschließend auch nicht wundern, wenn es brennt, oder? Wenn Sie Ihre Denkgewohnheiten nicht verändern, verändert sich in Ihrem Leben nichts!

Die Kraft unserer Glaubenssätze

Anthony Robbins sagte einmal:

„Die Menschen, die außergewöhnliche Leistungen erbracht haben, verstehen es meisterhaft, die Ressourcen in ihrem Gehirn zu aktivieren. Das unterscheidet sie von anderen. Die wichtigste Aussage ist, dass Ihr jeweiliger Zustand eine ungeheure Macht hat, und dass Sie diese Macht kontrollieren können. Sie brauchen nicht mehr wehrlos allem ausgeliefert zu sein, was Ihnen widerfährt.

Es gibt einen Faktor, der im Voraus bestimmt, wie unsere Erfahrungen im Leben repräsentiert werden – ein Faktor, der unsere Wahrnehmung der Welt filtert. Dieser Faktor bestimmt auch, welche Zustände wir in bestimmten Situationen immer wieder erleben werden. Ich spreche von der vielleicht größten Kraft überhaupt, unseren eigenen Glaubenssätzen."

Treffender kann ich es nicht ausdrücken. Den meisten Menschen ist nicht bewusst, dass alles, aber auch wirklich alles, von unseren Überzeugungen, unseren Glaubenssätzen abhängt.

Das sind überwiegend unbewusste Gedanken, die unser Bild von uns selbst, unseren Mitmenschen und der Welt prägen und damit auch unsere Entscheidungen, unser Verhalten und unser Erleben.

Es gibt zwei Arten von Glaubenssätzen: Einerseits einschränkende und andererseits hilfreiche bzw. Ihre Ziele unterstützende.

Glaubenssätze sind Lebensregeln, die wir für wahr halten. Oder wie *Anthony Robbins* sehr passend formulierte: Ein Glaubenssatz ist eine Annahme mit einem Gefühl der Sicherheit.

Glaubenssätze sind quasi das Baumaterial, mit dem wir unsere Wirklichkeit stabilisieren. Sie helfen uns, uns in der Welt zu orientieren. 95 % unserer Glaubenssätze sind wertvoll und unterstützen uns in unserem Leben. Sie geben uns Orientierung.

Allerdings gibt es eben auch solche, die dafür sorgen, dass wir nicht das erreichen, was wir wirklich wollen. Da stellt sich dann natürlich die Frage, woran wir hinderliche, für uns ungünstige Denkmuster überhaupt erkennen?

Die simpelste und kürzeste Antwort darauf lautet: Wenn Sie – egal in welchem Lebensbereich – nicht da sind, wo Sie sein wollen. Dann wissen Sie, dass ein „inneres Selbstsabotage-Programm" oder mehrere in Ihnen laufen.

Zum Beispiel, wenn Sie sich gerade nicht gesund fühlen, wenn Ihr Kontostand gerade etwas anderes sagt als das, was Sie sich wünschen, oder wenn es beruflich völlig anders läuft als geplant.

Immer dann, wenn Ihr Idealzustand (dauerhaft) vom Ist-Zustand abweicht und Sie es nicht schaffen, das zu ändern, können Sie davon ausgehen, dass irgendwelche für Ihre Zielerreichung ungünstigen Glaubenssätze Sie daran hindern.

Damit das in Zukunft anders wird, müssen Sie diesen Glaubenssätzen auf die Spur kommen.

Selbstsabotage-Programme entlarven

Einschränkende Überzeugungen führen zu Selbstsabotage! Solche Selbstsabotage-Gedanken sind unbewusste negative Suggestionen, die bei häufiger Anwendung unsere Psyche verändern können, ähnlich wie Viren einen Computer. Zuerst arbeiten sie nur unbemerkt im Hintergrund, mit der Zeit bekommen wir aber ihren schädlichen Einfluss zu spüren. Erst wenn irgendetwas nicht mehr so funktioniert, wie es soll, bemerken wir so einen Virus.

Selbstsabotage hat viele Gesichter. Sätze wie

- „Ich traue mich nicht",
- „Ich muss es allen recht machen",
- „Ich darf nicht ausfallen",
- „Das schaffe ich nie",
- „Das steht mir nicht zu",
- „Ich bin nicht gut genug",
- „Geld verdirbt den Charakter",
- „Ich muss perfekt sein",
- „Ich bin es nicht wert",
- „Ich bin schwach"

sind Beispiele für solche Selbstsabotage-Programme.

Um die „Viren" auf Ihrer inneren Festplatte überhaupt aufspüren zu können, müssen Sie sie erkennen. Halten Sie dafür einmal *bewusst* Ausschau nach ihnen.

Lassen Sie Ihr mentales Selbstsabotage-Suchprogramm laufen.

Die Viren könnten beispielsweise so heißen:

- „Ich bin nicht gut genug",
- „Ob ich das überhaupt verdient habe?",
- „Ich bin hilflos",
- „Ich bin schwach",
- „Da kann ich eh nichts machen",
- „Das geht bestimmt nicht",
- „Ich bin es nicht wert",
- „Die Welt ist schlecht",
- „Ich bin/mein Körper ist hässlich",
- „Das kann ich nicht",
- „Das kriege ich nicht hin".

Wissen Sie jetzt, was ich meine? Glaubenssätze sind Sätze, die wir glauben! Auch Verallgemeinerungen wie z. B. „Die ganze Welt ist schlecht", „Alle Männer sind rücksichtslos" gehören zu diesen Gedankenviren.

Wenn wir ehrlich zu uns selbst sind, kennen wir alle solche limitierenden, begrenzenden Gedankensätze!

Mentalübung

Nehmen Sie sich Zeit, um Ihre Selbstsabotage-Gedanken erst einmal aufzuspüren und bewusst zu machen.

- Beobachten Sie Ihre Gedanken.

- Fragen Sie sich:

  - Was denke ich über mich selbst?
  - Was denke ich über das Leben?
  - Was über meine Identität?
  - Was über Karriere?
  - Was über Zeit?
  - Was über Geld?
  - Was über zwischenmenschliche Beziehungen?
  - Was über Liebe?
  - Was über die Welt?
  - Was denke ich über andere Menschen?

- Schreiben Sie die ersten Gedanken auf, die Ihnen in den Sinn kommen. Notieren Sie Ihre Antworten unreflektiert und ohne Bewertung, damit auch die bis dato unbewussten Glaubenssätze ans Licht kommen. Sie werden sich sicherlich an der einen oder anderen Stelle wundern, was sich da offenbart.

Möglicherweise tauchen spontane Antworten auf wie z. B.

- „Ich kann keine Karriere machen."
- „Wer liebt, der leidet."
- „Die Welt ist schlecht."
- „Man kann anderen Menschen nicht vertrauen."

Falls das der Fall ist, machen Sie sich keine Selbstvorwürfe, sondern seien Sie dankbar, dass Sie jetzt endlich Ihren Erfolgssaboteuren auf die Schliche kommen. Sie erinnern sich: Nur das, was uns bewusst ist, können wir ändern!

Schauen wir uns das Beispiel von oben mit der Karriere etwas genauer an, damit Sie eine Idee davon bekommen, wie alles zusammenhängt und sich auswirkt.

Stellen Sie sich vor, Sie denken über Ihre Wünsche und Ziele nach. Ihnen wird klar, dass Sie unglaublich gerne Karriere machen würden, statt in Ihrem Job zu verharren. Der Gedanke an Karriere versetzt Sie vielleicht sogar für einen Moment in freudige Aufregung. Doch noch bevor Sie anfangen, sich das Ganze im Detail auszumalen, melden sich unverzüglich stärkste Zweifel und Resignation. In diesem Moment können Sie sich eventuell selbst dabei ertappen, wie Sie denken: „Ich werde eh nie Karriere machen."

Glaubenssätze findet man zum Beispiel mit den Fragen:

- Warum (ist das so)?
- Was bedeutet das?
- Wie ist der Zusammenhang?
- Was hält mich davon ab, es anders zu machen?

- Fragen Sie sich, warum Sie das glauben. Ihre Antwort lautet vielleicht: „Weil ich kein Abitur habe, kann das nicht klappen mit einer steilen Karriere." Mit dieser Antwort haben Sie bereits einen Glaubenssatz aufgespürt, der Ihrem Wunsch im Weg steht.

- Verfahren Sie so mit all Ihren Antworten, damit Sie sich darüber klar werden, was wirklich hinter bestimmten Überzeugungen steckt.

Wenn Sie jetzt denken: „Aber das sind keine Glaubenssätze, das ist Realität", dann machen Sie sich klar, dass es keine allgemeingültige Realität gibt. Die Realität ist immer subjektiv! Wir nehmen Dinge und somit auch „die Realität" immer nur selektiv wahr, das heißt entsprechend unseren Überzeugungen, durch unsere Glaubenssätze gefiltert.

Sie kennen doch noch die sich selbst erfüllende Prophezeiung, oder? Dann – und nach allem, was Sie bisher gelesen haben – wissen Sie ja, dass Sie selbst dafür verantwortlich sind, was Sie anziehen.

Ihre Denkgewohnheiten (und das Verhalten, das daraus resultiert) bekommen Sie immer nur im Außen gespiegelt, in Ihrer Umwelt, in Begebenheiten, Situationen und Personen.

Der Ursprung liegt also in Ihrem Kopf!

Wissen Sie noch, was ich in den anderen Kapiteln bereits schrieb: Mentales wird Reales!

Zur Erinnerung: Alles, was wir denken, erzeugt Gefühle in uns. Und diese Gefühle tragen dazu bei, dass wir handeln oder nicht handeln.

Ob sich etwas verwirklicht oder eben auch nicht.

Wie entstehen Glaubenssätze?

Glaubenssätze sind verinnerlichte Leitsätze, Meinungen und Überzeugungen, die wir uns aus bestimmten Erlebnissen oder Erfahrungen gebildet haben oder die wir von anderen Menschen übernommen haben. Sie bestimmen unser Leben!

Sehr oft entstehen sie dadurch, dass wir sehr früh im Leben Meinungen unserer Vorbilder oder Bezugspersonen angenommen haben. Das können Eltern sein, aber auch Geschwister, Lehrer oder andere nahe stehende wichtige Personen. Wir werden geprägt durch unsere Eltern, die Schule, kurzum: durch unser soziales Umfeld.

Eine Möglichkeit, wie sich Glaubenssätze bilden, ist durch Wiederholung. Wenn man immer wieder das Gleiche erlebt oder erzählt bekommt, wirken diese Aussagen wie Suggestionen auf unser Unterbewusstsein. Das heißt, man leitet daraus eine Regel ab, ohne den Inhalt zu hinterfragen!

Die Harvard-Universität hat in einer Studie herausgefunden, dass wir allein bis zum 18. Lebensjahr circa 150.000 negative Suggestionen hören, wie z. B.:

- „Das schaffst du nicht."
- „Das klappt sowieso nicht."
- „Dafür bist du noch zu klein."

Unsere Glaubenssätze (und die dazugehörige innere Haltung) entstehen meist sehr früh. Je jünger wir zu der Zeit waren, in der ein Glaubenssatz aufgenommen wurde, desto prägender ist dessen Einfluss auf unser Leben.

Wenn Eltern beispielsweise ihrem Kind immer gesagt haben „Dafür bist du noch zu klein" oder „Das schaffst du nie", müssen sie sich nicht wundern, wenn ihr Kind mit wenig Selbstbewusstsein heranwächst. Dieses Kind oder später der Erwachsene ist sich dann wörtlich „seiner selbst nicht bewusst".

Negative Glaubenssätze schwächen extrem unser Selbstwertgefühl und unsere Selbstachtung. Was wiederum dazu führt, dass wir uns unglücklich oder antriebslos fühlen.

Es steckt ja bereits im Wort: Es heißt *Glaubens*-Sätze und nicht *Wahrheits*-Sätze. Dennoch stellen Glaubenssätze für die meisten von uns eine unverrückbare Tatsache dar. Damit machen wir es uns oft viel schwerer als nötig.

Negative Glaubenssätze drücken sich durch Zweifel (auch an uns selbst) aus, positive Glaubenssätze durch Vertrauen in uns selbst und in die Welt. Zweifel oder Glaube – je nachdem, wie wir empfinden, prägen sie unser Denken, unsere Gefühle und letztlich auch unsere Handlungen. Denn wir handeln meist entsprechend unserem Selbstvertrauen. Wissen Sie noch? Das war das Kapitel mit der Selbstwirksamkeit.

Es gibt viele Gründe, warum einigen Menschen ein Leben lang ein höherer Level – egal ob im Beruflichen, im Persönlichen oder im Gesundheitlichen – verwehrt bleibt.

Stellen Sie sich vor, Sie haben als Kind von Ihren Eltern gehört „Schuster, bleib bei deinen Leisten!" und Ihre Eltern haben selbst nach diesem Prinzip gelebt. Was passiert? Weil Sie als Kind das, was Ihre Eltern sagten, für richtig hielten oder es oft hörten, übernahmen Sie diese Einstellung unbewusst. Sollten Sie dann irgendwann doch einmal Ihr Glück versuchen wollen und etwas Neues wagen, zum Beispiel im Beruf oder bei der Urlaubswahl, und es funktioniert nicht, fühlen Sie sich sofort wieder in Ihrem Glaubenssatz bestätigt: „Siehst du, es stimmt. Schuster, bleib bei deinen Leisten!"

Stellen Sie sich weiter vor, Sie sind bei der Entlarvung Ihrer Überzeugungen z. B. über den Satz „Ich bin nicht gut genug" gestolpert. Vielleicht haben Sie das früher regelmäßig gehört, haben in der Schule keine guten Leistungen erbracht und auch im Berufsleben die Erfahrung gemacht, dass es immer jemanden gibt, der etwas besser kann als Sie. Wozu führt das? Richtig! Zu Frust und zu der felsenfesten Überzeugung „Ich bin nicht gut genug", weil all die negativen Erlebnisse Sie in Ihrer Überzeugung, nicht gut genug zu sein, nur noch bestätigt haben.

Das ist dann wieder der Kreislauf der sich selbst erfüllenden Prophezeiung. Was wir erwarten – oder auch befürchten –, bewahrheitet sich. Haben wir aufgrund unserer individuellen Vergangenheit möglicherweise Zweifel in einigen Bereichen – beispielsweise Zweifel, ob wir uns gewisse Dinge zutrauen können – dann sind das jene Selbstzweifel, die sich situationsbedingt zu Wort melden und uns beeinflussen bei unserer Entscheidung, etwas zu tun oder eben nicht zu tun. Denn unsere Erwartungen beeinflussen unser Verhalten und somit das Ergebnis.

Kommen Sie jetzt aber nicht auf die Idee, Ihre Eltern oder andere Menschen, von denen Sie Überzeugungen übernommen haben, hätten das mit Absicht getan. Das haben sie definitiv nicht! Eltern meinen es immer gut mit ihren Kindern. Aber aufgrund ihrer eigenen Erfahrungen konnten sie ja gar nicht anders handeln. Denn jeder handelt nur aus seinen eigenen Überzeugungen heraus.

Das ist auch der Grund, warum wir keine Tipps von anderen annehmen sollten, die nicht selbst mindestens dort sind, wo wir erst noch hinkommen wollen. Jemand, der selbst starke Angst hat, würde Ihnen daher niemals empfehlen, mutig zu sein und sich zum Beispiel selbständig zu machen. Da würden Sie eher hören: „Bleib, wo Du bist. Da weißt Du, was Du hast." Das heißt, jeder spricht und handelt aus seiner eigenen Erfahrung heraus. Wer Angst hat, kann nicht gleichzeitig mutig handeln.

Daher hören Sie bei wohlgemeinten Ratschlägen (wobei das Wort *Ratschlag* ja schon passenderweise das Wort *Schlag* enthält) auf die Menschen, die die Ziele bereits erreicht haben, die Sie noch erreichen wollen. Das sind echte Vorbilder. Diese Menschen müssen die richtigen Überzeugungen und Glaubenssätze gehabt haben, weil sie jetzt da sind, wo sie sind.

Glaubenssätze sind veränderbar!

- „Weil ich kein Abitur habe, kann ich keine Karriere machen."
- „Weil ich zu schüchtern bin, werde ich nie einen Partner finden."
- „Das tut man nicht."
- „Das ist unmöglich."
- „Das lässt sich nicht ändern."

Das sind sehr bekannte Beispiele für hinderliche Überzeugungen.

Solche Sätze bremsen Erfolg, Beziehungen, Gesundheit, die Verwirklichung unserer Träume und Ziele aus – oder verhindern sie sogar ganz. Was, meinen Sie, passiert wohl, wenn Sie denken „Ich kann nicht gesund werden, das geht nicht"? Richtig! Sie werden es auch nicht.

Hier die gute Nachricht: Glaubenssätze lassen sich verändern!

Gedankenexperiment:

Stellen Sie sich einmal vor, Sie schreiben einen Brief auf Ihrem PC. Dann drucken Sie ihn aus, um ihn noch einmal zu lesen. Beim Lesen fällt Ihnen ein Schreibfehler auf, ein doppelt getippter Buchstabe. So, mit diesem Tippfehler, können Sie den Brief an einen Ihrer wichtigsten Kunden natürlich nicht rausschicken. Was tun Sie? Sie nehmen Tipp-Ex und machen den doppelt getippten Buchstaben unkenntlich. Weil Ihnen das nicht gefällt, drucken Sie den Brief einfach noch mal aus. Was passiert? Der Brief kommt wieder mit dem doppelt getippten Buchstaben raus. In einer Endlosschleife bemühen Sie sich, den Fehler weg zu „Tipp-Exen", haben ihn jedoch immer und immer und immer wieder neu auf Ihrem Ausdruck.

Das Problem besteht darin, dass man ein fehlerhaftes Ergebnis nicht im Außen, in der materiellen Welt, also auf dem Ausdruck beheben kann, sondern nur im „inneren Programm", also auf der mentalen Ebene. Genau wie in dem Beispiel verhält es sich auch mit den Ergebnissen und Erlebnissen in unserem Leben! Einkommen, Erfolg und Gesundheit sind Ergebnisse. Sie sind quasi der „Ausdruck" unserer inneren Eingabe, unserer inneren Programmierung. Bei dieser inneren Programmierung handelt es sich um unsere Glaubenssätze.

Wenn Sie möchten, dass der Brief kein fehlerhaftes Ergebnis mehr beinhaltet, müssen Sie an Ihrer inneren Welt, Ihrer Einstellung, also an der mentalen Eingabe arbeiten. Sie erinnern sich ja daran, was ich beim Navi erwähnte: Die Eingabe bestimmt das Ergebnis!

Angenommen, Sie verwählen sich beim Telefonieren, wählen Sie dann immer wieder die falsche Nummer? Sicher nicht! Denn Sie wissen ja: Erst, wenn Sie die richtige Nummer wählen, werden Sie die gewünschte Person am anderen Ende auch dran haben, also nur dann auch das gewünschte Ergebnis bekommen.

Warum erzähle ich Ihnen das? Weil den allermeisten Menschen nicht bewusst ist, warum sie unter einem nicht zufriedenstellenden *Lebensergebnis* oder *Gesundheitsergebnis* leiden. Die Ursachen dafür liegen in inneren Programmierungen, in den Werten, den Glaubenssätzen, den Überzeugungen, den bereits gemachten Erfahrungen. Wenn Sie jetzt sagen: „Das weiß ich doch schon!", glaube ich Ihnen das aufs Wort. Allerdings heißt etwas zu wissen nicht auch automatisch zu handeln, also es zu tun und das Wissen anzuwenden. Nicht das Wissen selbst, sondern die Anwendung des Wissens macht den Unterschied. Die verbreitete Meinung, Wissen sei Macht stimmt einfach nicht. Erst angewandtes Wissen ist Macht.

Wissen, dass man zum Joggen die Turnschuhe anziehen, von der Couch aufstehen und rausgehen muss, ist eine Sache. Es auch tatsächlich zu tun, die andere. Daher möchte ich Ihnen zeigen, wie Sie es umsetzen können. Für das Umsetzen an sich sind Sie dann selbst verantwortlich!

Um umzudenken, also unsere Glaubenssätze zu verändern, ist es wichtig, dass wir zunächst einmal unser inneres Betriebssystem neu justieren. Dafür müssen wir unsere Denkweise, also das, was wir bisher gedacht haben, in Frage stellen und hinterfragen. Auch Erkenntnisse helfen dabei, Glaubenssätze zu verändern.

Da Glaubenssätze sehr häufig auf Verallgemeinerungen unsere subjektiven Erfahrungen beruhen, halten wir sie für so wahr, dass uns manchmal gar nicht auffällt, um welch begrenzende Sätze es sich handelt. Solche Sätze fangen zum Beispiel an mit „Es weiß doch jeder, dass ...".

Deswegen und weil sie sich zeitweise genau wie ein Virus „tarnen", um sich selbst zu erhalten, lassen sich nicht alle Glaubenssätze oder -Systeme (Verkettungen von Glaubenssätzen) herausfinden. Wenn Sie an dieser Stelle nicht weiterkommen, ist es ratsam, professionelle Hilfe durch einen Mental Coach in Anspruch zu nehmen.

Allerdings haben Sie bei den meisten Überzeugungen und hinderlichen Glaubenssätzen die Chance, diese selbst herauszufinden und zu ändern.

Albert Schweitzer (1875-1965) fasste passend zusammen:

> *Die größte Entscheidung deines Lebens liegt darin,*
> *dass du dein Leben ändern kannst,*
> *indem du deine Geisteshaltung änderst.*

☺ Die Entscheidung dafür müssen Sie allerdings treffen.

Die Kraft der Entscheidung

Auch zum Zögern muss man sich entschließen.

Demnach ist das Einzige, was Ihr Leben – egal in welchem Bereich – ändern kann, eine klare Entscheidung!

Eine Entscheidung, etwas ändern zu wollen. Die Bereitschaft, die Sichtweise, die Denkweise, die innere Haltung oder wie auch immer Sie das nennen mögen, wirklich ändern zu wollen! Die Entscheidung zu treffen, in welche Richtung es (weiter)gehen soll.

Wissen zu haben ist toll, inspiriert zu sein ist auch toll.

Echte positive Veränderung wird allerdings erst dann stattfinden, wenn Sie eine Entscheidung treffen.

Um eine Entscheidung treffen zu können, müssen Sie sich zuallererst darüber klar sein oder werden, was Sie wirklich wollen.

Nur dann wissen Sie, welches Ziel Sie in Ihr inneres Navigationssystem eingeben müssen. Wenn Sie Ihre Zielklarheit in dem Kapitel *Zielklarheit oder: Was will ich eigentlich wirklich?* erarbeitet haben, geht es jetzt darum, sich diesem Ziel gegenüber auch voll und ganz, mit Herz und Seele, zu verpflichten!

Sich seinem Ziel voll und ganz zu verpflichten bedeutet, eine klare Entscheidung dafür zu treffen und danach zu handeln!

Sie allein haben die Freiheit zu entscheiden, wie Ihr Leben zukünftig aussehen wird. Die Kraft der Entscheidung ist die Kraft, die alles verändert. Denn immer, wenn Sie sich für etwas entscheiden, nehmen Sie Ihr Leben selbst in die Hand.

Rote oder blaue Pille?

Erinnern Sie sich an den Film *Die Matrix*? Darin wurde *Neo* aufgefordert, sich für die „blaue" oder die „rote Pille" zu entscheiden. Für Unwissenheit oder Aufklärung. Nimmt er die „blaue Pille", kehrt er zurück in die Welt, wie er sie kennt. Wählt er die „rote Pille", wird die Welt für ihn nie wieder so sein, wie sie war.

Sich für die „blaue Pille" zu entscheiden bedeutet, in seiner Traumwelt gefangen zu bleiben: unwissend, unbewusst, sich selbst betrügend und Opfer seiner Illusionen. Sich für die „rote Pille" zu entscheiden bedeutet, die Welt so zu erkennen, wie sie wirklich ist, Bewusstsein zu entwickeln und die Zusammenhänge verstehen zu lernen.

Auch wir haben im übertragenen Sinn jeden Tag die Wahl zwischen „roten und blauen Pillen".

Einige von Ihnen werden vielleicht fragen, warum nicht das tun, was die meisten tun: Abschalten, „blaue Pille" nehmen und alles ausblenden, was uns nicht gefällt?

So lebt es sich doch leichter und unbeschwerter. Man konzentriert sich ausschließlich aufs Geld verdienen, Geld ausgeben und ein bisschen Spaß haben. Freut sich vielleicht über billige Klamotten und hinterfragt einfach gar nichts. Das heißt, man bleibt schön an der Oberfläche und glaubt weiterhin alles, was man bisher auch geglaubt hat.

Wenn Sie die „blaue Pille" nehmen, bleiben Sie genau dort, wo Sie zurzeit im Leben stehen. Sie leben genauso weiter, wie Sie es bisher getan haben. Sie bleiben in Ihrer Komfortzone, in der „sicheren" Zone.

In der einen oder anderen Situation wünschen wir uns das vorübergehend alle einmal: von nichts etwas wissen, sich nicht für Zusammenhänge interessieren und einfach so vor sich hin leben. Dann muss man für sich selber auch keine Verantwortung übernehmen und lebt in seiner schnuckeligen, so wohl vertrauten Komfortzone weiter. Aber mal ganz ehrlich: Klingt das verlockend? Nein! Sonst würden Sie vermutlich dieses Buch nicht lesen.

Es gilt immer wieder aufs Neue, eine *Entscheidung* zu treffen! Die Entscheidung zwischen „Hamsterrad und weiter im sicheren Trott" auf der einen und Ihrem „neuen selbstbestimmten Leben" auf der anderen Seite.

Ja, Neues ist auch mit Anstrengung verbunden. Sie werden Dinge anders machen müssen, um bessere Resultate und Ergebnisse, also Auswirkungen zu erzielen. Es kann auch sein, dass sich Menschen von Ihnen abwenden, weil Sie auf einmal „anders" sind. Ja, es kann anstrengend sein, den eigenen Weg zu gehen. Denn es wird immer Menschen geben, die versuchen, Sie davon abzuhalten, die Ihnen quasi ihre eigenen Ängste mitteilen durch Aussagen wie „Das würde ich nicht tun!" Und soll ich Ihnen etwas sagen? Das gehört dazu!

Es ist somit immer wieder Ihre eigene Entscheidung, welche „Pille" Sie nehmen. Denn es ist Ihre Entscheidung, was Sie aus Ihrem Leben machen wollen. Entscheiden Sie sich für die „rote Pille", gibt es zum Glück kein Zurück mehr.

Von jetzt an gibt es kein Zurück!

Denn wenn Sie erstmal einige „rote Pillen" gewählt haben, können Sie nicht mehr so tun, als wüssten Sie von nichts.

Das Wissen bleibt in Ihrem Kopf. Unwissenheit und Unbewusstheit nehmen dann jeden Tag ab. Stattdessen stellen sich Klarheit und Verständnis für Zusammenhänge ein!

Auch alles, was Sie bis hierher gelesen haben, wird Ihre Sichtweise (vermutlich) bereits ein Stück weit verändert haben. Es ist immer wieder die Frage, welche „Pille" Sie nehmen bzw. welche „Brille" Sie aufsetzen:

Die *Krankheitsbrille* oder die *Gesundheitsbrille*?

Die *Opferbrille* oder die *Gestalterbrille*?

Werden Sie sich bewusst, dass jede Entscheidung eine Konsequenz hat. Jede meint wirklich jede, also auch, wenn Sie meinen „Ich entscheide mich nicht, damit mir nichts passiert." Sich vermeintlich nicht zu entscheiden, ist auch eine Entscheidung. Denn dadurch haben Sie unbewusst entschieden, alles beim Alten zu lassen.

Wenn Sie weiterhin die gewohnte „Brille" aufsetzen, ist die Konsequenz, dass Sie dort bleiben, wo Sie bereits sind! Das ist nur dann ideal, wenn Sie in allen Lebensbereichen zu hundert Prozent zufrieden sind.

Sollten Sie in einem Lebensbereich oder in mehreren noch nicht dort angekommen sein, wo Sie eigentlich hin wollen oder nicht den Gesundheitszustand haben, den Sie haben wollen, dann ist es an der Zeit, die „Brille" zu wechseln und somit die Sichtweise auf die Dinge. All das, was Sie sich wirklich wünschen, wird immer außerhalb Ihrer Komfortzone liegen, damit Sie die Chance haben zu wachsen, sich zu entwickeln und Bewusstsein zu erschaffen.

Unser Gehirn als Kommandozentrale

Diese unbewussten Gedanken, die auf Autopilot in uns ablaufen, sind dafür verantwortlich, dass wir nicht da sind, wo wir eigentlich sein wollen. Sie sabotieren unsere Ziele.

Für diese Gedanken – auch die unbewussten – sind wir zu 100 Prozent selbst verantwortlich!

Jetzt fragen Sie sich vielleicht, wie genau ein Gedanke, den Sie nicht bewusst gedacht haben, etwas auslösen soll?

Unser Gehirn als Kommandozentrale muss, bevor es reagiert, immer erst einen Befehl bekommen. Das geschieht in unterschiedlicher Form, entweder als Bild oder als eine andere Wahrnehmung, die zu einem Gedanken führt.

Unser Gehirn unterscheidet dabei nicht, ob etwas real oder fiktiv ist.

Genau das ist der Grund, wieso Mentaltraining so hervorragend funktioniert.

Um unser Gehirn, seinen Aufbau und seine Arbeitsweise besser zu verstehen, machen wir einen kleinen Ausflug in die Neurobiologie. Wir haben eine linke und eine rechte Hirnhälfte.

Die linke Hirnhälfte ist für den Verstand zuständig, das, was wir *logisches Denken* nennen (Ratio), die rechte Hirnhälfte für unsere Gefühle, Emotionen, unsere Kreativität und unsere Intuition, also den Pool an Erfahrungen in unserem Unterbewusstsein (Emotio).

Nicht immer arbeiten beide Hirnhälften optimal zusammen. Bei Stress beispielsweise ist diese Zusammenarbeit blockiert.

Wissen heißt nicht Fühlen!

Das merken wir im Alltag zum Beispiel daran, dass wir wider besseres Wissen handeln. Solche Situationen kennen Sie bestimmt auch. Sie wissen, dass es überhaupt nichts bringt, sich beim Autofahren aufzuregen. Und obwohl Sie das wissen, regen Sie sich trotzdem ab und zu gewaltig auf, reagieren also emotional mit Wut oder Ärger.

Oder Sie wissen, dass Fitnesstraining nur dann effektiv ist, wenn Sie regelmäßig hingehen statt nur ein einziges Mal. Und obwohl viele Menschen auch das *wissen*, sind die guten Vorsätze häufig schnell wieder dahin, wenn der *innere Schweinehund* sagt: „Auf der Couch ist es doch viel gemütlicher!" Das Gefühl von Unlust setzt sich durch. Oder Sie können sich rational erklären, warum jemand Sie verbal angegriffen hat und trotzdem wurmt Sie das immer noch. Daran merken Sie, dass Wissen und Fühlen zwei Paar Schuhe sind.

Was das mit Ihrem Gehirn zu tun hat? Eine ganze Menge! Ihr Wissen befindet sich quasi in der linken Hirnhälfte, Ihre Gefühle in der rechten Hirnhälfte im sogenannten limbischen System.

Das Gehirn steuert als Kommandozentrale die Zusammenarbeit Ihrer beiden Hirnhälften. Denn es geht darum, Gefühl und Verstand nicht gegeneinander, sondern miteinander, also Hand in Hand arbeiten zu lassen.

Nützliche, uns unterstützende Denkweisen können nur dann aktiv werden, wenn wir beide Hirnhälften in einer ausgewogenen Balance nutzen. Nur dann sind selbstbestimmtes und gestalterisches Denken und Handeln überhaupt erst möglich.

Was genau passiert im Gehirn?

Schauen wir uns an, was in unserem Gehirn genau passiert. Alles, was wir denken, also bewusst und „logisch", ist unserer linken Gehirnhemisphäre zugeordnet. Das Intellektuelle, Abstrakte, Rationale wohnt hier. Reden, Sprechen, Lesen werden von hier gesteuert. Das Sprachzentrum sitzt somit auch in der linken Hirnhälfte.

Der rechten Gehirnhälfte sind unsere Emotionen und Gefühle zugeordnet. Das ist zwar stark vereinfacht, aber ich möchte Ihnen die Details leicht verständlich präsentieren und nicht als wissenschaftliche Arbeit. Was Sie für unsere Zwecke wissen müssen: Hirnstamm, Hirnrinde und limbisches System sind Teile des Großhirns, des größten und am höchsten entwickelten Teil des Gehirns. Hier werden z. B. Sinneseindrücke verarbeitet und Bewegungen koordiniert.

Das Großhirn besteht aus zwei Hälften, der rechten und der linken Gehirnhälfte. Zwischen diesen beiden gibt es noch eine Art Brücke, das *Corpus Callosum*, eine quer verlaufende Faserverbindung. Diese *Brücke* sorgt dafür, dass es einen Austausch zwischen den beiden Gehirnhälften geben kann. Die linke Hemisphäre steuert motorisch gesehen die rechte Körperseite, die rechte Hemisphäre die linke Hälfte des Körpers.

Sie sehen, unser Gehirn ist die *Kommandozentrale*. Es vermittelt einerseits zwischen der äußeren Welt und unserer inneren Welt, unserem Organismus, und andererseits auch zwischen unserem Denken und unserem Fühlen. Das Ganze ist ziemlich komplex. Und damit das funktioniert, sind die Zellen alle mit so genannten Synapsen, also einer Art Armen und Beinen miteinander verbunden. So können sie Signale übertragen und untereinander und miteinander reden, sprich Informationen austauschen.

Das menschliche Gehirn hat sich zwar im Laufe der Zeit weiterentwickelt, allerdings wurden alte Bereiche nicht entfernt, sondern neue einfach angebaut.

Daher gibt es alte und neuere Bereiche nebeneinander. Zu vergleichen ist das mit einem Bauwerk, bei dem im Laufe von Millionen Jahren neue Räume hinzugekommen sind, ohne dass alte Räume oder Anbauten renoviert oder gar abgerissen wurden. Genau deshalb benehmen wir uns mitunter immer noch „animalisch", dann dringen uralte Instinkte durch. Der Überlebensdrang ist einer von den „alten Teilen" und bestimmt zum Beispiel Verhaltensweisen wie Flucht und Essen.

Das limbische System als emotionaler Wächter

Alles, was wir wahrnehmen, also sehen, hören, riechen, fühlen oder schmecken, läuft zuerst über das limbische System, das die Rolle des „emotionalen Wächters" übernimmt. Hier wird aufgrund der bisher gespeicherten Erlebnisse sofort entschieden, ob eine hereinkommende Information mit einem positiven oder einem negativen Gefühl gespeichert und verarbeitet wird.

Der „Speicherort" für unsere Gefühle ist die Amygdala, auch Mandelkernkomplex genannt. Die Mandelkerne agieren als interne „Alarmglocken" und sind Teil des limbischen Systems.

Für das „richtige" Verarbeiten von Eindrücken und Erlebnissen ist unser Schlaf, genau genommen die REM-Phasen, zuständig. REM steht für Rapid Eye Movement und heißt schnelle Augenbewegungen. Die schnellen Augenbewegungen, die wir in diesen Traumschlafphasen haben, „sortieren" quasi alle Informationen in die richtigen „Fächer" ein.

Stellen Sie sich das vor wie bei einem Großeinkauf. Wir „shoppen" tagsüber Eindrücke, und die stehen abends in „Einkaufstüten" im Flur, also in Ihrem Gehirn, zum Auspacken und Wegräumen. Wenn allerdings sehr schwere oder sperrige „Tüteninhalte", also Eindrücke und Emotionen, zu verarbeiten und wegzuräumen sind, passiert es schon mal, dass das nicht so richtig klappt.

Dann bleiben Eindrücke und Emotionen quasi mitten im Prozess hängen, wie beim Download einer zu großen Datei. Das führt dazu, dass diese Stresserinnerungen im Kurzzeitspeicher (Flur) des

Gehirns bleiben, anstatt im Archiv (Schrank) anzukommen. Das erleben wir als Blockade. Bildlich gesprochen stehen noch eine oder mehrere unausgepackte Einkaufstüten im Flur herum und versperren uns den Weg. Das ist der Grund dafür, warum es manchmal zu „unerklärlichen" Reaktionen kommt. Es kann beispielsweise sein, dass eine schmerzhafte Erfahrung aus der Vergangenheit emotional nicht richtig verarbeitet wurde und Jahre später ein kleiner Trigger (Reiz) ausreicht, um unsere unangenehmen Gefühle von damals sofort wieder präsent sein zu lassen.

Vielleicht waren Sie als Kind in der Schule in Mathe nicht so gut, standen als Letzter noch beim Mathespiel? (Man darf sich erst setzen, wenn man die richtige Lösung gesagt hat.) und haben sich dabei geschämt? Dann kann das unter Umständen dazu führen, dass Sie als Erwachsener bei einer Rede plötzlich Angst entwickeln und auf logisch-rationaler Ebene nicht wissen, wieso.

Möglicherweise antwortet Ihr Körper mit Zittern, Schweißausbrüchen oder wackeligen Knien auf die Erinnerung von damals. So unglaublich das beim ersten Lesen klingen mag, genau solche unbewussten, gespeicherten Zusammenhänge decke ich regelmäßig in meinen wingwave®-Coachings auf.

Wie eine Information letztendlich einzuordnen ist und ob körperlich unangenehme Reaktionen folgen, hängt von der Bewertung durch das limbische System ab und von dem Abgleich, den es zwischen bereits vergangenen Erlebnissen und einem aktuellen Ereignis vornimmt.

Warum ich das so ausführlich erkläre? Damit Sie verstehen, warum einige Dinge so laufen, wie sie laufen und damit Ihnen die Zusammenhänge zwischen Denken (linke Hirnhälfte) und Fühlen (rechte Hirnhälfte) klar werden.

So gerne wir das auch hätten – Gefühle lassen sich nun mal nicht rational erklären. Nur mit diesem Hintergrundwissen lässt sich verstehen, warum wir manchmal wider besseres Wissen handeln.

Und warum beispielsweise eine Aussage wie „Hab keine Angst!" als Appell an den Verstand völlig unsinnig ist. Sie bringt überhaupt nichts, wenn in Ihrem Gefühlsgehirn (was eben nicht für logisches Denken zuständig ist) abgespeichert ist, dass eine Situation Ihnen irgendwann einmal schreckliche Angst eingejagt hat.

Unsere Emotionen fragen unseren Verstand nicht um Erlaubnis. Sie sind einfach da. Und das ist auch gut so!

Gefühle sind im Gehirn abgespeichert und sind immer stärker als der Verstandesteil, weil sie früher unser Überleben gesichert haben. Das heißt, das Gefühlsgehirn reagiert eine halbe Sekunde eher als der Verstand und setzt diesen in Gefahrensituationen einfach außer Gefecht, damit alle Energie zum Weglaufen mobilisiert werden kann.

Mit unserem logischen Verstand können wir nichts mehr machen, wenn die unangenehmen Gefühle einmal in Gang sind. Das führt dazu, dass wir blitzschnell dem Falschfahrer ausweichen und nicht darüber nachdenken, welche Automarke das ist oder ob die Scheiben geputzt sind.

Es geht ums Überleben. Und genau dieser uralte Teil des Gehirns ist es, der uns heute Schwierigkeiten macht, wenn eine Situation vom limbischen System fälschlicherweise als Gefahr eingestuft wird, obwohl sie gar keine Gefahr darstellt.

Aus diesem Grund muss Erlebtes rational und emotional verarbeitet werden und darf nicht nur „schöngeredet" werden. Denn sonst bleibt diese „Aua-Information" von damals im limbischen System, also unserem Gefühlsgehirn, hängen und kann – im Zweifelsfall auch Jahre oder Jahrzehnte später – durch einen bestimmten Trigger (Reiz) wieder aktiviert werden. Das ist immer dann der Fall, wenn wir das, was gerade passiert „gar nicht verstehen" können und wenn wir Situationen als „nicht logisch" empfinden.

Ein weiteres Beispiel dazu: Stellen Sie sich vor, Sie haben ganz viele Bücher gelesen, Seminare besucht, Vorträge gehört und sich mit vielen Themen wie beispielsweise Zielfindung beschäftigt. Ich unterstelle mal, dass die meisten von Ihnen das tatsächlich getan haben. Jetzt wissen Sie, wie Sie bestimmte Dinge angehen müssten und trotzdem klappt es nicht so recht. Trotz allem Wissen, das Sie sich angeeignet haben, will es nicht so recht gelingen. Haben Sie sich schon mal gefragt, woran das liegt?

Sie wissen ja, Begründungen wie „Die Umstände waren schuld" etc. kommen mit Ihrem neuen Wissen und Verständnis nicht mehr in Frage. Es gibt eine einfache Antwort: Es liegt an Ihnen und an den Erfahrungen, die Sie bisher gemacht haben. Jede Situation löst ein Gefühl in Ihnen aus, und dieses wird – egal ob positiv oder negativ – in Ihnen abgespeichert.

Wenn Sie beispielsweise schon mehrfach versucht haben, abzunehmen und es diverse Male nicht funktioniert hat, kommen Sie für sich zu der Überzeugung, also dem Glaubenssatz „Das geht eh nicht, es hat ja die letzten drei Male auch nicht funktioniert." Was passiert dadurch? Ihr Unterbewusstsein setzt wieder brav um, was Sie gedacht haben, wovon Sie überzeugt sind. Und es führt Ihren Befehl aus, in dem es Ihnen wiederum zeigt, dass es für Sie wirklich nicht funktioniert.

Vielleicht haben Sie in diversen Seminaren oder aus Büchern gelernt, dass positive Gedanken helfen sollen und Sie fangen an, mantraartig „Ich schaffe das" vor sich hin zu sagen. Ich wette mit Ihnen, Sie haben schon die Erfahrung gemacht, dass auch das nichts bringt. Soll ich Ihnen etwas sagen? Das stimmt! Es bringt überhaupt nichts, irgendwelche Sätze oder Affirmationen auswendig zu lernen, wenn Sie nicht das Gefühl haben, das, was Sie da gerade sagen, ist richtig. Denn Samen gehen nur in fruchtbarem Boden auf. Das ist mit unseren Gedankensamen dasselbe. Nur wenn im Hintergrund keine Selbstsabotage-Programme laufen, haben Affirmationen und Autosuggestionen eine Chance, ihre volle Wirkung zu entfalten.

Nur wenn das, was man weiß, mit dem, was man fühlt, in Einklang ist, wenn Ratio und Emotio sich einig sind, ist es stimmig, und es entsteht Balance. Balance wiederum sorgt für Gesundheit, Zufriedenheit und Ausgeglichenheit.

Auch hier wirkt das Resonanzgesetz: Wenn ich zufrieden, ausgeglichen und gesund bin, zieht dieser Zustand weitere angenehme Gefühle nach sich. Diese Gefühle sorgen auch wieder für harmonische, positive Gedanken. Erkennen Sie langsam die Zusammenhänge? Alles ist miteinander verbunden und steht miteinander in Wechselwirkung!

Das ist auch der Grund, warum ich persönlich den klassischen schulmedizinischen Ansatz nicht als den *allein* glücklich machenden Weg ansehe. Diese starke Spezialisierung auf einzelne Körperteile oder Organe lässt genau dieses Wissen um ganzheitliche Wirkzusammenhänge und die Symbolkraft von Symptomen als Zeichen für Ungleichgewicht völlig außen vor. So lässt sich auch erklären, warum es bei Gesundheitsthemen häufig keine dauerhaften Erfolge gibt.

Ich hatte einen Klienten mit starken Bauchschmerzen, der von Arzt zu Arzt lief, um eine Erklärung dafür zu bekommen. Nachdem er vier unterschiedliche Therapeuten konsultiert hatte, die alle „nichts finden konnten", kam er zu mir.

Vielleicht haben Sie in Ihrem Umfeld auch jemanden, von dem es heißt, er sei ein eingebildeter Kranker. Können Sie sich vorstellen, dass allein solche Aussagen in unserem Gehirn für Stress sorgen und dazu führen, dass das Gedankenkarussell sich nicht in die gewünschte Richtung (nämlich Gesundheit) dreht?

Wir konnten durch den Myostatiktest (ein wissenschaftlich erforschter Muskeltest, der Stresstrigger anzeigt) herausfinden, welche Sätze und Erlebnisse im limbischen System emotional noch nicht verarbeitet waren und somit als Stresserinnerung unbewusst hängen geblieben sind. Danach haben wir die beiden Hirnhälften durch geführte Augenbewegungen (bilaterale Hemisphärenstimulation) so stimuliert, dass die Stresserinnerungen verarbeitet werden konnten und somit die Zusammenarbeit beider Bereiche, also Verstand und Gefühl, wieder funktionierte.

Seit diesem Tag hat mein Klient nie mehr Bauchschmerzen gehabt. Diese Geschichte ist in seinem „Gedankenarchiv" als „verarbeitet, erledigt und vergangen" abgelegt worden.

Das ist nur ein einziges kleines Beispiel dafür, warum wir nicht immer glauben sollten, was wir so denken!

Viele von uns denken nämlich, dass sie über irgendetwas Unschönes, zum Beispiel die Trennung von der großen Liebe, den verletzenden Satz des Kollegen oder den Verlust des Arbeitsplatzes „drüber weg sind". Denken und Fühlen ist aber, wie Sie jetzt schon mehrfach festgestellt haben, nicht dasselbe. Der Kopf redet sich die Situation vielleicht schön, um damit irgendwie klar zu kommen. Doch wenn wir die Gefühle nicht zulassen, werden wir irgendwann krank.

Also: Seien Sie sich selbst gegenüber immer ehrlich!

Warum Stress krank macht

Dazu schauen wir uns kurz an, was Stress aus Sicht des Gehirns überhaupt ist.

Ganz allgemein ist Stress ein Ausdruck für Belastung und Anspannung des gesamten Organismus. Was genau bedeutet das? In einem meiner Seminare fragte ich meine Teilnehmer, was jeder einzelne von ihnen unter Stress versteht. Die Antworten waren unterschiedlich, der Kern allerdings immer ähnlich:

- „Stress ist, wenn es ein Ungleichgewicht gibt zwischen dem, was ich will und dem, was ich muss."
- „Stress ist für mich Reizüberflutung und Überforderung."
- „Stress ist für mich, wenn ich extreme Belastung empfinde."
- „Stress habe ich, wenn ich glaube, ich schaffe etwas nicht."

Für mich bedeutet Stress das Fehlen des inneren Gleichgewichts – wenn etwas zu viel oder zu wenig ist und ich mich nicht (schnell genug) anpassen kann.

Zum Beispiel zu viel Lärm, zu viel Kälte, zu viele unangenehme/negative Gefühle, zu viele Reize/Ereignisse oder zu viel Arbeit.

Auf der anderen Seite kann das Gleichgewicht auch gestört sein, wenn etwas fehlt, also zu wenig vorhanden ist, beispielsweise zu wenig Zeit, zu wenig Schlaf, zu wenig Liebe/Zuneigung/Akzeptanz, zu wenig zu essen etc.

Stress ist daher absolut subjektiv. Das, was dem einen „leicht von der Hand geht", macht dem anderen großen Stress. Es hängt von der Wahrnehmung und der individuellen Bewertung einer Situation ab, ob etwas als Stress empfunden wird oder nicht.

Stress zeigt daher immer eine Dis-Balance, eine Dis-Harmonie in einem oder mehreren Lebensbereichen.

Die meisten Menschen assoziieren mit dem Begriff Stress am häufigsten, dass sie viel zu tun haben. Es geht also um Belastung durch äußere oder innere Stressoren.

Irritation z. B. bedeutet für unser Gehirn Stress. Aus Sicht unseres Gehirns ist der Begriff demnach noch viel breiter/weiter definiert. So können wir beispielsweise Stress in somatischen oder auch emotionalen unterteilen.

Zu somatischem Stress gehören z. B. Schmerzen, Übelkeit, Atemnot, Infektion, Schlafmangel, also Dinge, die sich auf der Körperebene zeigen.

Zu emotionalem Stress zählen alle als unangenehm empfundenen Emotionen wie beispielsweise Angst, Wut, Ärger, Trauer, Hilflosigkeit und Scham.

Krankheiten sind demnach immer das Resultat von körperlichem oder emotionalem Stress. Das ist zu vergleichen mit einer Kette. Wenn eine Kette zu lange oder zu stark unter Spannung steht, bricht das schwächste Glied.

Unser Immunsystem ist auch von unserer Psyche abhängig! Stress hat daher, wenn er chronisch wird, also dauerhaft auftritt, massive Auswirkungen auf unser Immunsystem.

Bei chronischem Stress sinkt nachgewiesen die Konzentration von sekretorischem Immunglobulin A (eine bestimmte Klasse von Antikörpern) im Speichel, und es kommt zu einer vermehrten Ausschüttung von Glukokortikoiden (Steroidhormone, von denen Cortisol das bekannteste ist).

Diese vermehrte Ausschüttung hemmt die Aktivität der natürlichen Killerzellen und verschlechtert daher unsere Immunabwehr.

Durch diese verschlechterten Immunfaktoren steigt die Infektanfälligkeit, und so kann die Entstehung bzw. Verschlechterung von Krankheiten begünstigt werden. Die Psychoneuroimmunologie bezeichnet das als „Open-Window-Phänomen", d. h. ein geschwächtes Immunsystem kann Krankheitserreger nicht mehr ausreichend beseitigen.

Unter Stress verändert sich demnach unsere Körperchemie. Es werden die Hormone (Botenstoffe) Adrenalin und Cortisol ausgeschüttet, welche unter anderem eine dämpfende Wirkung auf unser Immunsystem haben. Bei Entspannung hingegen werden „gute" Botenstoffe ausgeschüttet. Genau das ist der Grund, warum unsere psychische, also seelische, mentale und emotionale Verfassung so entscheidend für unsere Gesundheit und unser Wohlbefinden ist.

Wie Stress und Angst entstehen

Evolutionstechnisch gesehen ist es nach wie vor so, dass wir bei Gefahrensituationen nur zwei Möglichkeiten haben: *fight or flight*, also Angriff oder Flucht.

Stellen Sie sich vor, was geschah, wenn wir einem Säbelzahntiger „über den Weg liefen". Da haben wir nicht überlegt, ob wir das Beerenkörbchen nachher wieder finden, wenn wir es jetzt hinwerfen. Nein, wir haben die „Beine in die Hand genommen" und sind weggelaufen. Zum Weglaufen brauchten wir alle verfügbare Energie, daher wurden alle im Moment nicht benötigten Körperfunktionen quasi „abgestellt".

Dieses alte Muster wirkt noch immer in uns, wenn es um reale Bedrohungen oder vom Gehirn als Gefahr eingestufte Situationen geht.

Die Amygdala als Teil des limbischen Systems ist wesentlich an der Entstehung von Wut, Angst und Trauer, aber auch von Freude und

Zufriedenheit beteiligt. Deshalb spielt sie allgemein eine so enorm große Rolle bei der emotionalen Bewertung und Wiedererkennung von Situationen sowie bei der Analyse möglicher Gefahren: Sie verarbeitet externe Impulse und leitet die vegetativen (unbewussten) Reaktionen dazu ein. Sie schlägt sofort Alarm, wenn eine Situation als gefährlich eingestuft wurde.

Zusammen mit dem Hypothalamus setzt der Mandelkernkomplex emotionale Zustände in Aktionen des vegetativen Nervensystems um. Sympathikus, Hypophyse (Hirnanhangdrüse) und Nebennieren erhöhen die nach außen gerichtete Handlungsbereitschaft: kämpfen oder fliehen.

Die mit dem Hypothalamus verbundene Hirnanhangdrüse ist eine Hormondrüse und regt unter anderem die Adrenalindrüsen in den Nebennieren an. Alles zusammen führt zur Produktion der Haupt-Stresshormone Adrenalin und Cortisol.

Als Resultat dieser Hormonaktivitäten steigert sich die Herzfrequenz und erhöht sich der Blutdruck. Mehr Blut wird in die Muskeln geleitet, wiederum als Vorbereitung zum Kämpfen oder Fliehen.

Wenn es um Leben und Tod geht, weiß der Körper, dass keine Zeit bleibt für die Verdauung. Deshalb wird der Verdauungsprozess stillgelegt. Auch das Immunsystem ist dann nicht so wichtig und funktioniert nur auf Sparflamme.

Der Körper ist sehr intelligent. Er weiß, was zu tun ist in einer temporären Krise. Aber solch eine Lösung, die den ganzen Körper auf Trab hält, sollte nur kurze Zeit dauern. Wenn Stress-Reaktionen über längere Zeit anhalten oder sogar chronisch werden, kehren sich die ursprünglich schützenden Aktivitäten ins Gegenteil: Sie schaden dem Körper.

Dann sagen wir: „Der ganze Stress macht mich krank." Erinnern Sie sich: Bei Stress läuft das Immunsystem nur auf Sparflamme und ist deswegen angreifbarer als sonst.

Bei Menschen unter Stress, also zum Beispiel in Angst, kann man beobachten, dass die Augen sich nicht mehr bewegen. Deswegen sprechen wir von „vor Panik geweiteten Augen", „starrem Blick" oder „Tunnelblick".

Mit diesem Wissen lässt sich übrigens erklären, warum Flugzeugpiloten ein so genanntes Stressfenster haben. Das heißt, die wichtigsten Knöpfe, die zum Beispiel für eine Notlandung nötig sind, befinden sich direkt in ihrem Blickfeld, weil in Stresssituationen die Augen unbeweglich werden.

Genau deshalb wirkt auch die Stimulation der Gehirnhälften durch geführte Augenbewegungen mithilfe von Methoden wie z. B. wingwave® und EMDR (Eye Movement Desensitization and Reprocessing, übersetzt: Desensibilisierung und Verarbeitung durch Augenbewegung).

Wenn die Augen sich wieder bewegen, kommt auch das Gesamtsystem wieder in Bewegung und kann den Stress im limbischen System verarbeiten. Damit Verstand und Gefühl nicht mehr gegeneinander arbeiten, sondern Hand in Hand. Dieses Verarbeiten im limbischen System ist eins der Geheimnisse, um gesund zu bleiben oder zu werden!

Die Natur ist immer auf Balance ausgerichtet. Daher ist das älteste Stressmanagement der Natur der Schlaf, in dem unsere Tages- und Stresseindrücke nachts, in den REM (Rapid-Eye-Movement)-Phasen, verarbeitet werden. Der Volksmund sagt ja nicht umsonst: „Schlaf eine Nacht drüber, morgen sieht die Welt schon wieder anders aus!"

Es kann aber auch vorkommen, dass unsere REM-Traumschlafphasen gestört sind. Das ist dann der Fall, wenn wir entweder Schlafstörungen haben oder sonstigen Stress, der schon lange anhält, oder wenn wir extrem schwerwiegende Erlebnisse zu „verdauen" haben. Dann ist die „Datenmenge" einfach zu groß und bringt den Verarbeitungsprozess, also den Download, zum Absturz.

Spiegelneuronenstress

Hinzu kommt, dass wir nicht nur auf unsere eigenen Stressthemen reagieren, sondern – wenn wir uns nicht bewusst abgrenzen – auch auf die Themen von anderen.

Stellen Sie sich vor, Sie sind gut drauf und treffen einen Ihrer engsten Freunde. Er erzählt Ihnen, was gerade alles passiert ist und dass es ihm so richtig mies geht. Können Sie sich vorstellen, was passiert, wenn Sie ihm eine Zeit lang zugehört haben?

Richtig! Ihr Wohlfühlbarometer sinkt auch. Warum ist das so?

Die Antwort ist wieder in unserem Gehirn zu finden. Wir haben nämlich Spiegelneuronen. Das sind Nervenzellen, die beim passiven Betrachten eines Vorgangs das gleiche Aktivitätsmuster aufweisen wie beim aktiven Durchführen dieses Vorgangs. Das heißt, die Emotionen und Befindlichkeiten der anderen Person werden von unserem Nervensystem gespiegelt. Heute geht man davon aus, dass diese Spiegelneuronen der Grund dafür sind, dass wir überhaupt empathisch sein können, also die Gabe haben, mitzufühlen.

Am University College London stellten Mitarbeiter vor einigen Jahren fest: Spiegelneuronen sind auch daran beteiligt, dass wir automatisch mitlachen, wenn eine andere Person zu lachen beginnt. Gelächter ist ansteckend, weil die für Spiegelneuronen bekannten Areale im prämotorischen Cortex, dem für Augenbewegungen und frühkindliche Reflexe zuständigen Hirnrindenbereich, dann besonders aktiv sind, wenn man positive Gefühlsausdrücke beobachtet.

Das kennen Sie sicherlich aus dem Alltag: Gute Laune wirkt ansteckend!

Was in die eine Richtung wirkt, wirkt allerdings auch in die andere Richtung. Das heißt, das Prinzip der Spiegelung gilt auch bei unangenehmen Emotionen wie z. B. Angst oder Trauer.

Das ist auch der Grund, warum uns andere Menschen runterziehen können oder wir „autsch" sagen, wenn wir beobachten, dass sich jemand *anderes* verletzt hat, obwohl uns körperlich gar nichts passiert ist.

Gefühle und Stress (von anderen) sind somit hoch ansteckend! Das ist allerdings den meisten Menschen nicht bewusst. Deshalb ist es so wichtig, dass Sie Verantwortung für Ihr Umfeld übernehmen. Achten Sie also darauf, mit wem Sie sich *dauerhaft und regelmäßig* umgeben!

Energievampir oder Energietankstelle?

Jeder Gedanke, jedes Wort, jedes Gefühl verändert unser Energiefeld. Achten Sie darauf, wer zu Ihrem engsten Umfeld gehört!

Keine Sorge, ich bin nicht unter die Esoteriker gegangen. Ich möchte Ihnen nur Folgendes klarmachen: Sie kennen sicher Menschen, die fast nur jammern, sich beklagen oder schlecht drauf sind. Sie kosten uns viel Energie. Das sind schlichtweg Energievampire!

Sie saugen an Ihrer Energie, indem sie immer wieder ihren Gedankenballast bei Ihnen abladen und von Ihrer bis dahin hohen Energie tanken.

Ihnen selbst geht es anschließend nicht mehr gut, zumindest nicht so gut wie vorher.

Solche Energiefresser tun uns nicht gut. Das wissen zwar viele, ändern aber nichts, weil „man das ja nicht machen kann", „es sich nicht gehört", „man es sich ja nicht aussuchen kann" oder „es halt dazu gehört". Auch solche Glaubenssätze sind für die eigene Gesundheit sicherlich nicht förderlich.

Aber mal ganz ehrlich – ist das so? Gerade, wenn solche „Energievampire" aus der Familie oder dem engen Freundeskreis kommen, wird die Liste der Ausreden und Begründungen immer länger, warum man sich von diesen Menschen nicht distanziert. Das mag vielleicht herzlos klingen, aber das Gegenteil ist der Fall.

Es ist ja niemandem damit geholfen, wenn beide einen niedrigen Energiepegel haben, schlecht drauf sind, rumjammern, sich schlecht fühlen oder krank werden.

Wenn Sie jemanden unterstützen wollen, muss Ihr eigenes Energiekonto prall gefüllt sein, damit Sie für andere da sein können. Ich vergleiche das gerne mit einem Wasserglas. Sie können jemandem nur dann etwas abgeben, wenn Ihr Glas gefüllt ist.

Es geht nicht darum, erbarmungslos jeden, der gerade mal nicht gut drauf ist, zurückzuweisen, sondern darum, wirkliche Energiefresser, also Menschen, die dauerhaft mit einem so negativen Mindset unterwegs sind, aus Ihrem Umfeld zu verbannen bzw. sich selbst ein Umfeld mit einer hohen Schwingungsebene aufzubauen.

Wenn Sie selbst noch nicht dauerhaft gut drauf sind, dann gilt das erst recht. Denn wie Sie ja bereits wissen: Unser Umfeld prägt uns!

Es ist sinnvoll und erfolgversprechend, sich an den Menschen zu orientieren, die bereits das erreicht haben, was wir selbst noch erreichen wollen. Das leuchtet Ihnen ein, oder?

Um herauszufinden, wie viel Zeit Sie bisher mit Menschen verbracht haben, die Sie fördern, Ihnen gut tun und mit denen eine Unterhaltung oder ein Treffen Ihnen richtig gut getan hat, empfehle ich Ihnen die folgende Übung von meinem geschätzten Kollegen *Dr. Eckart von Hirschhausen*.

Mentalübung

- Schlagen Sie Ihr Adressbuch auf, alternativ auch in Gedanken. Wer sind Ihre besten Freunde? Mit wem können Sie lachen, herumalbern, aber auch schweigen?

- Malen Sie einen roten Kringel um diese Namen. Das müssen gar nicht viele sein. Wenn Sie unsicher sind, wer einen Kringel verdient hat, stellen Sie sich vor, Sie rufen diese Person an.

Würde Ihnen auch der Anrufbeantworter reichen? Dann ist die Antwort schnell klar.

Diese roten Kringel sind Ihre größten Glücksbringer und Energietankstellen.

Wie oft treffen Sie diese Menschen eigentlich? Oft sind es dummerweise genau diese Energietankstellen und Glücksbringer, die uns verzeihen, wenn wir kurzfristig ein Treffen absagen oder verschieben. Deshalb trifft man so oft die anderen aus dem Adressbuch, die ohne roten Kringel, bei denen das Absagen sich wirklich lohnen würde, man sich aber nicht traut. Das geht bis hin zu sogenannten Pflichtbesuchen auf Pflichteinladungen, bei denen man sich fragt: „Warum haben wir diese Leute eigentlich eingeladen?"

- Malen Sie in Ihrem Notizbuch jetzt rote Kringel um Personen, die zu treffen Ihnen richtig, richtig gut getan hat.

- Sollten Sie feststellen, dass es nur sehr wenige rote Kringel gibt und dass Sie überwiegend Treffen mit Energieräubern aufgeschrieben haben, wissen Sie jetzt, dass es an der Zeit ist, etwas zu ändern.

Fangen Sie an und gestalten Sie Ihr Umfeld!

Die Macht der Emotionen

Gehen wir unseren Gefühlen auf den Grund, dann gehen wir immer auch unserem Unterbewusstsein (rechte Hirnhälfte) auf den Grund.

Denn nichts bestimmt unser Leben so sehr und ist dennoch so schwierig zu (be)greifen wie unsere Gefühle!

Die Natur hat es klugerweise so eingerichtet, dass wir durch unsere Gefühle und Emotionen darüber informiert werden, was wir bewusst oder unbewusst vorher gedacht haben. Egal ob die Gedanken positiv oder negativ waren, bewusst oder unbewusst – binnen Bruchteilen von Sekunden folgt auf einen Gedanken ein entsprechendes Gefühl in unserem Körper.

Gefühle sind somit körperliche Reaktionen auf Gedanken und Erlebnisse und lösen Emotionen in uns aus.

Im Wort Emotion steckt der Wortstamm *motio* ja schon drin. Motio heißt Bewegung, und das ist wörtlich zu nehmen. Es geht darum, dass sich Emotionen bewegen sollen, damit es nicht zu einer Blockade kommt, wenn sie fest hängen.

Es ist wie bei einer Welle: Emotionen bewegen sich. Sie bauen sich langsam auf, erreichen irgendwann ihren Höhepunkt und ebben danach wieder ab. Sie kommen und gehen.

Es geht darum, uns durch Emotionen zu bewegen, vorwärts zu kommen und Erfolge zu bewegen. Wir Menschen bewegen uns aber nur, wenn wir uns bewegt fühlen. Und wann fühlen wir uns positiv bewegt?

Immer dann, wenn wir im Einklang sind mit unseren Gefühlen! Das Ziel im Leben ist also nicht, gefühllos zu werden, sondern in optimaler Balance zu bleiben, wenn die Emotionswelle kommt und sich von ihr tragen zu lassen.

Emotionen können uns hemmen und blockieren, obwohl theoretisch alle Fähigkeiten für die Zielverwirklichung vorhanden sind. Sie können andererseits aber auch Flügel verleihen und Berge versetzen. Je nachdem, um welche Art von Emotionen es sich handelt.

Die beiden gegensätzlichsten Emotionen sind Angst und Freude.

Angst lähmt uns manchmal bis hin zur Handlungsunfähigkeit. Freude hingegen beflügelt uns, teilweise bis hin zum so genannten Freudensprung.

Angst – gut, dass es sie gibt!

Auch wenn das viele Menschen anders sehen – es ist gut, dass wir sie (im gesunden Maß) haben. Angst hat nämlich von Natur aus eine Schutzfunktion. Sie soll uns vor Gefahr schützen!

Um im Notfall schnell genug weglaufen zu können, reichen die normalen Kapazitäten nicht aus. Dafür hat der Körper noch Reservetanks im Nervensystem, die gut gefüllt sind und in Sekundenschnelle geöffnet werden können. Und das ganz automatisch, also unbewusst. Das Nervensystem ist ein geeigneter Fluchthelfer und stellt bei Gefahr sofort mit Hochdruck ein Notfallprogramm zur Verfügung.

Wie das aussieht? Sobald die Gefahr (egal ob es sich um eine tatsächliche Gefahr wie einen Abgrund oder eine als Gefahr empfundene Situation wie den Anblick einer Hausspinne handelt) ins Blickfeld gerückt ist, weiten sich unsere Pupillen reflexartig.

Die Sehnerven übermitteln die Gefahr ans Gehirn, das sofort die zuständigen Körperteile verständigt, nach dem Motto *Achtung!*

Macht euch bereit, Angriff oder Flucht. Das alles passiert instinktiv, bevor das Bewusstsein eingeschaltet wird. Und das ist auch gut so!

Stellen Sie sich einmal vor, was passieren würde, wenn uns ein Geisterfahrer entgegenkommt und wir bewusst denken würden statt instinktiv, also unbewusst mit Ausweichen zu reagieren? Sie merken: Angst ist überlebensnotwendig und gut, solange es sich um *normale* Angst handelt.

Freude als Gesundheitselixier

Der Angst gegenüber steht die stärkste Emotion: die Freude.

Positiv empfundene Emotionen wie Freude, Spaß, Liebe etc. sind somit der Schlüssel zu einem erfolgreichen Leistungsvermögen und für Gesundheit auf allen Ebenen.

Schauen wir uns auch die stärkste und stärkendste Emotion, die Freude, genau an. Was passiert im Organismus bei Freude?

Dazu muss man wissen, dass es einen Zusammenhang zwischen Emotionen und muskulärer Kraftentfaltung gibt.

Mein Kollege, der Dipl. Psychologe *Dr. Marco Rathschlag*, konnte in einer Studie nachweisen, dass mit der Emotion Freude die größte Muskelkraft und auch die bestmögliche Ausdauer erzielt werden können.

Demnach verleiht diese Emotion dem Körper einen besonders stabilen Muskeltonus. Diesen Muskeltonus benötigen wir, um uns entgegen der Erdanziehung, die uns nach unten zieht, aufrechtzuhalten.

Bei Freudensprüngen ist die von uns entwickelte Kraft stärker als die Erdanziehungskraft, die uns sonst am Boden hält. Unser Körper muss ständig eine optimale Anpassung leisten, also die Balance aufrechterhalten zwischen Erdanziehung und Körperspannung.

Wenn dies nicht gelingt, fühlen wir uns nicht wohl.

Dann heißt es:

- „Das zieht mich runter."
- „Es fällt mir schwer."
- Jemand „sackt in sich zusammen."
- „Die Kinnlade fällt herunter."
- Man „lässt die Schultern hängen."

Ein angenehm starker Muskeltonus hingegen wirkt sich positiv auf unser Wohlbefinden, besonders in Aktionen aus.

- „Das fällt mir leicht."
- Er hat „Tatkraft".
- Jemand ist „beschwingt".
- „Die Arbeit geht mir leicht von der Hand."
- „Ich bin voll im Flow."
- „Das war ein aufbauendes Gespräch."

Genau das spiegeln diese Formulierungen wider.

Die Emotionen Angst, Trauer, Enttäuschung oder auch eine gefühlsneutrale Befindlichkeit gehen mit einem deutlich niedrigeren Muskeltonus einher als die Emotion Freude.

Wenn der Tonus zu gering ist, müssen wir uns buchstäblich zusammenreißen, damit wir nicht in uns zusammensacken. Das kann auf Dauer zu Verspannungen führen.

Sie sehen, dass Emotionen eine unglaubliche Macht haben und sich auf unseren Körper und auf unser Leben auswirken.

Freude ist unsere stärkste Emotion. Sie ist in jeder Minute ein Lebenselixier, das maßgeblich unseren aufrechten Gang, hüpfende Herzen, Leichtigkeit und manchmal eben sogar einen Luftsprung möglich macht.

Die Sprache des Körpers

Sprache drückt Emotionen aus, und Emotionen wiederum drücken sich in Körperreaktionen aus. Es gibt auch hier einen deutlichen, offensichtlichen Zusammenhang.

Scheinbare Floskeln repräsentieren die Verbindung zwischen Seele und Körper.

Sie kennen bestimmt auch jede Menge Redewendungen und Weisheiten, die genau diesen Zusammenhang zwischen unseren Gefühlen und unserem Körper deutlich machen, oder?

Unsere Sprache wimmelt nur so von beschreibenden Formulierungen.

Sie müssen daher kein ausgewiesener Experte auf dem Gebiet der Psychosomatik sein, um zu verstehen, dass unsere Sprache deutlich wahrzunehmende Zusammenhänge zwischen unseren Emotionen und unserem Körper treffsicher ausdrückt und dass sich Emotionen also tatsächlich in physischen Zuständen, auf der Körperebene, bemerkbar machen.

Da heißt es z. B.:

- ☺ „Die Angst sitzt mir im Nacken."
- ☺ „Die Verantwortung lastet auf meinen Schultern."
- ☺ „Wenn ich an den denke, wird mir ganz schlecht."
- ☺ „Ich habe die Nase voll von dem Ärger."
- ☺ „Mir ist schwindelig vor Angst."

☹ „Der Ärger schlägt mir auf den Magen."

☹ „Es liegt wie ein Stein im Magen."

☹ „Da läuft mir die Galle über."

☹ „Der Stress macht mich krank."

☹ „Der Ärger hängt mir zum Hals raus."

☹ „Ich kann das alles nicht mehr hören."

☹ „Das geht mir an die Nieren."

☹ „Mir kommt vor Wut die Galle hoch."

☹ „Ich habe eine Wut im Bauch."

☹ „Ich koche vor Wut."

☹ „Die Sache liegt mir schwer im Magen."

☹ „Vor lauter Angst kriege ich kalte Füße."

☹ „Das muss ich schultern."

☹ „Das ist schwer zu verdauen."

☺ „Ich könnte vor Freude an die Decke springen."

☹ „Ich erstarre vor Angst."

☹ „Ich könnte vor Scham im Boden versinken."

☹ „Die Schamesröte steigt ihm ins Gesicht."

☹ „Er ist zum Bersten gespannt."

☹ „Sie macht sich vor lauter Angst in die Hose."

☹ „Ich habe viel um die Ohren."

☹ „Das juckt mich nicht."

☹ „Das geht mir unter die Haut."

☹ „Da zieht sich mir alles zusammen."

☹ „Da sträuben sich mir die Nackenhaare."

☹ „Das ist zum Haare raufen."

☹ „Ich mach mich krumm."

☹ „Das ist zum Krätze kriegen."

☹ „Das geht mir an die Nieren."

☹ „Das geht mir auf die Nerven."

☹ „Das macht mich krank."

☹ „Du musst die Zähne zusammenbeißen."

☹ „Das macht mich fertig."

☹ „Ich habe schon ganz wackelige Knie."

☹ „Das geht mir auf den Geist."

☹ „Das stößt mir sauer auf."

☹ „Da gefriert mir vor Schreck das Blut in den Adern."

☹ „Ich werde grün vor Neid."

☹ „Er hat sich in etwas verbissen."

☹ „Das ist zum Kotzen."

☹ „Der Ärger steigt mir zu Kopf."

☹ „Der Ärger schlägt mir auf den Magen."

Fällt Ihnen etwas auf? Unsere Redegewohnheiten verraten eine ganze Menge über unseren emotionalen Zustand.

Mit der Sprache bringen wir unbewusst vieles auf den Punkt. Wir können Sprache wörtlich nehmen, um dahinter zu kommen, was unsere Symptome uns sagen wollen.

Aus dem Sprachgebrauch einer Person lässt sich deutlich heraushören, was ihn oder sie wirklich bewegt. Verstehen Sie nun, warum ich in den vorherigen Kapiteln so nachdrücklich auf Bewusstheit für Sprache hingewiesen habe?

Der Körper ist Spiegel der Seele, und unsere Sprache drückt unsere Gefühle und Emotionen aus. Also auch das, was uns „krank macht".

Oft steckt hinter körperlichen Beschwerden eine hohe Gesamtbelastungssituation. Ist eine bestimmte Körperregion oder ein bestimmtes Organ davon betroffen, handelt es sich möglicherweise um unser bevorzugtes „Stressorgan".

Die Brücke zwischen Seele und Körper ist das vegetative Nervensystem. Es kommuniziert unter Belastung mit den verschiedenen Organen. Der Sympathikus ist bei Stress für die Anspannung im Körper verantwortlich, der Parasympathikus sorgt im Normalfall für die anschließende körperliche Erholung und Regeneration.

Wenn wir im Gleichgewicht sind, funktioniert dieses System perfekt. Sind wir jedoch im Dauerstress, kommt es zur Überaktivität des Sympathikus, die sich über kurz oder lang in körperlichen Symptomen widerspiegelt. Wo sich diese manifestieren, ist, wie erwähnt, eine Frage der Persönlichkeit.

Es ist kein Zufall, dass jemand, der von etwas die Nase sprichwörtlich voll hat und nichts ändert, tatsächlich eine verstopfte Nase hat und eine Erkältung bekommt, damit er endlich begreift: Es ist an der Zeit, an seiner Lebensweise etwas zu verändern und den Fuß vom „Gaspedal" zu nehmen.

Symptome und Botschaften des Körpers richtig verstehen

Jetzt verstehen Sie den Zusammenhang zwischen psychischem und physischem (körperlichem) Erleben.

Was bedeuten Krankheit oder das Auftreten bestimmter Körpersymptome in dieser Einheit von Körper, Geist und Seele?

Der Körper ist der Spiegel der Seele. Er spiegelt unsere Gedanken und Emotionen wider.

Das macht er, indem er uns Körpersignale, also physiologisch feststellbare Symptome liefert. Physiologische, also (von außen) sicht- und fühlbare Veränderungen sind charakteristisch im Zusammenhang mit unserem Erleben von Emotionen.

So kann zum Beispiel der Blutdruck ansteigen oder abfallen, das Herz schneller oder langsamer schlagen, die Gesichtsfarbe wechseln, der Gesichtsausdruck sich schlagartig verändern, die Nase anfangen zu jucken, unsere Augen können sich weiten oder anschwellen, oder es zeigen sich eine Menge anderer körperliche Reaktionen. Diese Reaktionen laufen jedoch nicht bei jedem gleich ab. Denn Emotionen sind individuell und resultieren aus unserer individuellen Bewertung der jeweiligen Situation.

Das heißt, ein und dasselbe Ereignis kann bei zwei verschiedenen Personen zu einer völlig unterschiedlichen Bewertung und somit zu völlig unterschiedlichen Emotionen führen.

Zum leichteren Verständnis stellen Sie sich bitte Folgendes vor: Es ist ein traumhaft schöner Tag, die Sonne scheint, der Himmel ist strahlend blau, Vögel zwitschern, und die ersten Gräser und Bäume beginnen zu blühen. Viele Menschen denken jetzt vielleicht: „Super, langsam beginnt der Frühling, was für ein schöner Tag!"

Andere hingegen denken: „Ach du Sch…, mir juckt schon die Nase, wenn ich nur nach draußen gucke." Wer Heuschnupfen hat, wird die Situation völlig anders einstufen und bewerten als jemand, der kerngesund ist und nicht allergisch auf Gräser reagiert.

Sie merken an dem Beispiel, dass ein und dieselbe Sache/Situation von unterschiedlichen Menschen unterschiedlich wahrgenommen wird. Das liegt an unserer Lerngeschichte, also an den Erfahrungen, die wir bisher gemacht haben. Sie erinnern sich daran, was ich über die Auswirkung unbewusster Glaubenssätze geschrieben habe. Auch hier folgt die Energie der Aufmerksamkeit, also unserem Fokus. Wir nehmen wahr, was wir erwarten.

Vielen Menschen ist genau das allerdings nicht immer bewusst und klar. Oder sie wollen es nicht wahrhaben und versuchen unangenehme Emotionen und Situationen zu verdrängen.

Aber genau das ist falsch! Denn als negativ empfundene Gefühle und Emotionen, wie z. B. Wut, Angst und Ärger, die nicht bewusst zugelassen und gelebt, sondern verdrängt werden, somatisieren irgendwann. Das bedeutet, sie werden auf eine andere Ebene, auf die Körperebene verschoben.

Sie zeigen sich metaphorisch, als Symbol, auf der Körperebene, um Sie auf eine Dis-Balance aufmerksam zu machen. Darauf, dass das Gleichgewicht zwischen Ihren Werten, Ihrem Verstand und Ihren Gefühlen nicht stimmt. Dass Sie nicht so leben und so handeln, wie Sie es eigentlich wollen.

Und da Ihr Körper nun mal nicht sprechen kann, schickt er Ihnen Symptome. Zeichen, die Ihnen klar machen sollen, was es zu ändern gilt. Die Symptome ermöglichen Ihnen einen ersten Rückschluss, worum es geht.

Nehmen wir noch einmal das Beispiel Erkältung, um zu verstehen, welche Bildsprache unser Körper benutzt: Eine Erkältung ist eine Infektion. Infektionen zeigen sich als Entzündung, in den Nasennebenhöhlen, den Bronchien oder wo auch immer. Stellen Sie sich vor, jemand hat „die Nase voll", hat „kaum noch Stimme", seine Augen sind gerötet, und er hustet. Zudem ist vielleicht seine Zunge belegt, das Schlucken tut weh, und nichts schmeckt ihm.

Anhand dieser Beschreibung lässt sich schnell nachvollziehen, was das im übertragenen Sinn heißen könnte, oder? Diese Person möchte sich unbewusst durch Berge von Papiertaschentüchern Personen und Situationen „vom Hals halten".

Mit anderen Worten: Der Betreffende will nichts mehr hören und sehen, nichts mehr sagen müssen und vor allem – bei gleichzeitiger Mandelentzündung – nichts mehr schlucken müssen. Hier hat jemand offenbar genug und möchte in Ruhe gelassen werden, sonst „hustet er einem was".

Erinnern Sie sich noch an das Beispiel vom Anfang des Buches mit dem Film und der Leinwand?

Der Film sind die Gedanken, die Sie regelmäßig denken, die Leinwand ist Ihr Körper. Um auf der Körperebene andere „Bilder" gezeigt zu bekommen und andere Ergebnisse zu erzielen, muss sich der Film in Ihrem Kopfkino ändern!

Vielleicht erscheint Ihnen das aus herkömmlicher, schulmedizinischer Sicht zu banal. Aber seien Sie doch mal ehrlich: Nach allem, was Sie bisher gelesen haben, wissen Sie ja bereits: Die Ursache für das, was Sie später erleben und erfahren, wird immer durch Ihre Gedanken und Gefühle gesetzt. Emotionen, die nicht ausgelebt, sondern verdrängt werden, verschieben sich auf die Körperebene, damit Sie ihnen endlich Wahrnehmung und Aufmerksamkeit schenken.

Auch unbewusste, regelmäßige Gedanken wie „Ich kann mich sofort mit einer Erkältung anstecken" können ihre sich selbst erfüllende Wirkung in der entsprechenden Körperreaktion zeigen. Sich in Konfliktsituationen zu ärgern, den Ärger runter zu schlucken und dabei zu denken „Ich müsste jetzt was sagen, darf aber nicht" ist kontraproduktiv für Ihre Gesundheit.

Ich will Sie natürlich nicht dazu anhalten, sich mit *jedem* anzulegen. Allerdings dazu, sich bewusst zu machen, wem Sie einmal „etwas husten", also mit wem Sie Klartext reden müssten. Und das dann auch zu tun! Dann muss Ihr Unterbewusstsein Ihnen keine Botschaften mehr schicken, denn dann haben Sie es selbst erkannt und umgesetzt. Das sorgt für emotionalen Ausgleich und somit für Wohlbefinden. Spüren Sie doch einmal hinein, wie gut es sich bisher angefühlt hat, wenn Sie Situationen geklärt statt verdrängt haben. Höchstwahrscheinlich waren Sie erleichtert, oder?

Um Symptome und Krankheiten richtig zu verstehen, sollten Sie sich klarmachen, was Sie „krank gemacht hat". Dafür achten Sie bitte auf Ihren Sprachgebrauch. Denn wenn Sie ehrlich sind, wissen Sie insgeheim in den meisten Fällen doch, was Ihr Körper Ihnen sagen will. Die Kunst ist, die Erkenntnis zuzulassen und danach zu handeln. Auch hier hilft das reine Wissen wie z. B. „Ich müsste mich meiner Haut wehren", „Ich müsste nein sagen können", „Ich müsste meinen eigenen Weg gehen" gar nichts, wenn Sie anschließend nicht lernen, genau das, was Sie wissen, auch zu tun. Also entsprechend Ihrem Wissen zu handeln!

Um gesund und fit zu bleiben, sollten Sie Bewusstheit entwickeln und ggf. Ihren Fokus ändern: weg von Krankheitsgedanken und „krankmachenden Formulierungen" hin zu Gesundheitsgedanken und gesunder Sprache.

Es geht darum, in allen Lebensbereichen Ihre Denk- und Sichtweise auf den Prüfstand zu stellen und sie, wenn nötig, zu verändern.

Wie genau Sie das erreichen können, erfahren Sie im zweiten Teil des Buches. Dort bekommen Sie Schritt-für-Schritt-Anleitungen und Übungen, damit Sie selbst wieder zum Gedankendesigner werden.

Denken, Reden und Handeln im Einklang

Achte auf deine Gedanken, sie werden Gefühle.
Achte auf deine Gefühle, sie werden Worte.
Achte auf deine Worte, sie werden Handlungen.
Achte auf deine Handlungen, sie werden Gewohnheiten.
Achte auf deine Gewohnheiten, sie werden Charakter.
Achte auf deinen Charakter, er wird dein Schicksal.
(Aus dem Talmud)

Diese alte Weisheit beschreibt kurz und knackig, wie Gedanken, Emotionen, Worte und Handlungen zusammenhängen.

Unser Denken und unser Handeln können niemals getrennt von unseren Gefühlen ablaufen! Sie sind immer mit Emotionen verwoben. *Limbische Marker* nennt man in der Gehirnforschung die assoziative Verknüpfung von Gedanken, Handlungen und Emotionen.

Sie erinnern sich: Das limbische System ist für die Organisation unserer Emotionen zuständig.

Wollen Sie erfolgreich und gesund sein, muss das, was Sie denken, mit dem, was Sie sagen und dem, wie Sie handeln übereinstimmen!

Wenn Sie weiterhin denken und/oder sagen „Das kann ich nicht", werden Sie auch nicht handeln. Wenn Ihr mentales Selbstmanagement zu (messbaren) positiven Ergebnissen führen soll, müssen Ihr Denken, Ihr Sprechen und Ihr Verhalten dasselbe aussagen!

Nehmen wir an, Sie wollen gesund sein. Dann müssen Sie nicht nur daran denken, gesund zu sein, sondern auch so sprechen, als hätten Sie dieses Ziel bereits erreicht. Und ein Gefühl in sich erzeugen, wie es sich anfühlen wird, wenn Sie vollkommen gesund sind.

Ich weiß, es ist nicht leicht, sich wohl und fit zu fühlen, wenn man gerade krank ist. Nach allem, was Sie bis hierher gelesen haben, wissen Sie ja, dass Ihre Gedanken und Ihre Emotionen sich wechselseitig beeinflussen.

Nutzen Sie daher die Kraft Ihrer Vorstellung: „Tu mal so, als ob!"

Kinder sind uns da weit voraus. Sie können das noch in Perfektion. Sie spielen Kaufmannsladen, Friseur, Koch oder Arzt, ohne darüber nachzudenken oder sich selbst im Weg zu stehen. Kinder nehmen sich das vor, wollen es und machen es dann einfach.

Davon können wir uns eine Menge abschauen.

Anstatt alles zu zerdenken, schauen Sie sich die spielerische, leichte Sichtweise von Kindern ab und machen Sie einfach!

Mentalübung

- Setzen Sie sich bequem hin und schließen Sie die Augen.

- Stellen Sie sich vor, wie es sein wird, wenn Sie Ihr Ziel erreicht haben. Als Beispiel: Wenn Sie sich wünschen, wieder beweglicher zu sein oder sich kraftvoller zu fühlen, dann stellen Sie sich vor, wie es ist, wenn Sie dieses Ziel erreicht haben, also beweglich und energiegeladen sind. Nutzen Sie dafür alle fünf Sinne.

- Beobachten Sie in Ihrer Vorstellung, welche Körperhaltung Sie haben, wie Sie sich bewegen, wie Ihr Gesichtsausdruck ist.

- Nehmen Sie jedes Detail ganz genau wahr! Denn Sie wissen ja: Mentales wird Reales.

- Als nächstes prüfen Sie bitte, wie es sich anhört, wenn Sie in diesem Zustand reden. Wie klingt Ihre Stimme?

- Vor allem: Fühlen Sie, wie es sich anfühlt, es geschafft zu haben, das Ziel erreicht zu haben. Wie fühlt sich Ihr Körper an, wenn Sie vor Energie nur so sprühen und vollkommen beweglich sind?

- Fragen Sie sich: „Wenn ich das, was ich erreichen möchte, schon jetzt erreicht hätte, was hätte sich dann für mich verändert? Woran würde ich das merken, fühlen und spüren?"

Lassen Sie den Film in Ihrem Kopfkino so real wie möglich werden. Das Unterbewusstsein kann nicht zwischen real und fiktiv, also erdacht, unterscheiden. Sie erinnern sich bestimmt: Es führt immer nur das aus, worauf wir uns konzentrieren.

Nutzen Sie diese Tatsache für sich und schreiben Sie das Drehbuch für Ihren „Zielfilm", in dem Sie der Hauptdarsteller sind.

Teil 2:
Mentale Erfolgskonzepte
Die Übungen

Mentale Erfolgskonzepte

Es ist nicht genug, zu wissen,
man muss es auch anwenden.
Es ist nicht genug, zu wollen,
man muss es auch tun.
(Johann Wolfgang von Goethe, 1749-1832)

In diesem Teil des Buches stelle ich Ihnen schnell wirksame, hocheffiziente Methoden und Übungen vor, die Ihnen helfen werden, das rationale Wissen, das Sie im ersten Teil des Buches erlangt haben, auch wirklich umzusetzen.

Sie lernen, wie Sie Glaubenssätze und Überzeugungen ändern können, wie Sie auf Ihre Emotionen Einfluss nehmen können, wie Sie Ihre Vorstellungskraft optimal für Ihre Gesundheit nutzen, wie Sie Ihre Selbstheilungskräfte aktivieren und was Sie tun können, damit Sie erst gar nicht in Stress geraten. Denn das Geheimnis der Gesundheit ist gelüftet: Es liegt in Ihren Denk-, Rede- und Handlungsgewohnheiten.

Auch hier noch einmal der deutliche Hinweis: Erst wenn Sie handeln, also Bewusstsein entwickeln und Übungen machen, wird sich etwas zum Positiven hin verändern. Vom Lesen allein passiert gar nichts.

Ich stelle Ihnen Schritt für Schritt Übungen vor, die Ihnen dabei helfen werden, Ihr Leben mithilfe Ihrer Gedankenpower in die gewünschte Richtung zu entwickeln.

Seien Sie es sich wert und machen Sie die Übungen! Legen Sie sich einen Stift bereit, damit Sie gleich loslegen können.

Viele Übungen werden Ihnen beim ersten Lesen vielleicht etwas „verrückt" vorkommen. Das stimmt! Sie sind „ver-rückt" vom Mainstream. Sie wissen ja, wenn Sie das tun, was „alle" tun oder was „die Masse" macht, dann bekommen Sie auch nur die Ergebnisse, die die Mehrheit erzielt.

Da die Mehrheit der Menschen aber noch nicht in allen Bereichen des Lebens so erfolgreich ist, wie Sie es gern wären, lade ich Sie ein, offen und neugierig Neues auszuprobieren.

Und nun wünsche ich Ihnen viel Spaß beim Ausprobieren und Umsetzen!

So verbessern Sie Ihre Vorstellungskraft

Wir können uns gedanklich Bilder oder Töne vorstellen und dadurch unsere Gefühlswelt positiv beeinflussen. Dies wiederum hat starken Einfluss auf unseren Körper. Egal, ob Sie Ihre Ziele erreichen möchten, gesünder werden wollen oder einfach nur Entspannung suchen – Ihre Vorstellungskraft ist von alles entscheidender Bedeutung! Denn von ihr hängt es ab, wie gut Ihre Ergebnisse sein werden.

Der australische Psychologe *Alan Richardson* zeigte in einer Untersuchung, wie effektiv und wirkungsvoll diese Methode ist. Er bildete drei Gruppen, um deren Leistungen beim Basketball zu messen.

Die erste Gruppe sollte täglich 20 Minuten real Basketball spielen, die zweite Gruppe sollte gar nichts tun, und die Teilnehmer der dritten Gruppe sollten sich täglich 20 Minuten vorstellen, wie sie erfolgreich Körbe werfen. *Richardson* erklärte das so: Sie spürten, wie sie den Ball warfen, sie sahen die optimale Flugbahn des Balls vor ihrem inneren Auge, hörten das Geräusch des Balls, wenn er in den Korb fiel und spürten die anschließende Befriedigung aus dem imaginativ geglückten Wurf. Die erste Gruppe erhöhte ihre Trefferquote um 24 %, die zweite Gruppe erzielte keine Veränderung, und die dritte Gruppe, also die „Mentalgruppe", steigerte ihre Trefferquote um 23 %!

Dieses Experiment wurde in viele Sportarten übernommen und belegt den Zusammenhang zwischen unseren Gedanken und unseren Gefühlen. Die wichtigste Erkenntnis daraus: Gedankenspiele lösen die gleichen Reaktionen aus, die auch in realen Situationen entstehen. Und das fast genauso stark. Das heißt, die Muskeln zeigen Mikrokontraktionen, Hormone werden ausgeschüttet, und der Kreislauf erreicht ähnliche Werte wie unter sportlicher Belastung. Sie wissen ja bestimmt noch: Wir bekommen im Außen immer die Bilder gezeigt, die in uns vorhanden sind.

Bekommen Sie eine Ahnung davon, welch eine unglaubliche Power in Ihrer Vorstellungskraft liegt?

Da es uns oft nicht leicht fällt, uns Dinge vor unserem geistigen Auge vorzustellen, stelle ich Ihnen hier einige leichte Übungen vor, mit denen Sie Ihre aktive Vorstellungskraft trainieren können.

Ein Tipp vorweg: Entspannen Sie sich, und lassen Sie sich einfach angenehm überraschen.

Mentalübung 1: Einen Gegenstand sehen

- Nehmen Sie einen Gegenstand aus Ihrem Haushalt, wie z. B. einen Becher, eine Banane oder einen Apfel und legen ihn vor sich hin. Jetzt betrachten Sie ihn in aller Ruhe. Konzentrieren Sie sich solange auf den Gegenstand, bis Sie das Gefühl haben, Sie können ihn sich merken und ihn abrufen.

- Schließen Sie die Augen. Und? Erkennen Sie den Gegenstand vor Ihrem inneren Auge? Wie genau sehen Sie ihn? Genau wie im Original? Kleiner? Größer? Verschwommen oder klar? Bewerten Sie auf einer Skala von 1 bis 10, wobei 10 hervorragend ist, wie gut Sie ihn vor Ihrem inneren Auge abrufen konnten.

- Wenn Sie ihn ganz gut „sehen" konnten, variieren Sie: Stellen Sie sich den Gegenstand größer oder kleiner vor oder so, als ob er weiter weg liegt. Oder eine andere Farbe hat. Machen Sie beispielsweise gedanklich aus einem grünen Apfel einen roten. Oder „sehen" Sie statt einer leeren Tasse eine volle Tasse mit duftendem Kaffee.

Zum aktiven Vorstellen gehört jedoch mehr, als nur Bilder zu sehen. Auch Geräusche, Gerüche, Geschmack, Stimmen oder Melodien und Empfindungen gehören dazu.

In der folgenden Übung trainieren wir genau das.

Mentalübung 2: Klänge hören

- Haben Sie ein Lieblingslied oder mehrere? Prima! Setzen Sie sich auf einen Stuhl, auf Ihre Couch oder in einen Sessel, und schließen Sie die Augen.

- Stellen Sie sich Ihre Stereoanlage vor. Legen Sie (nur mental) Ihre Lieblings-CD ein, und lauschen Sie gedanklich der Musik. Hören Sie die Stimmen und die Klänge der Instrumente.

- Jetzt fangen Sie wieder an gedanklich zu spielen. Bringen Sie mehr Höhen oder Tiefen oder mehr Bässe hinein. Drehen Sie die Musik mental lauter und anschließend auch etwas leiser.

- Stellen Sie sich vor, wie Sie die CD wechseln oder auf Radio umschalten und fühlen Sie, was es wahrzunehmen gibt bei Ihrer Lieblingsmusik. Wo genau in Ihnen macht sich ein angenehmes Gefühl bemerkbar?

Sie werden merken, je öfter Sie herumexperimentieren, desto leichter wird es Ihnen von Mal zu Mal fallen.

Nachdem Sie sich einzelne Bilder, Geräusche und Klänge vorgestellt haben, ist es an der Zeit, zur nächsten Übung überzugehen und sich ganze Szenarien vorzustellen.

Mentalübung 3: Ihr schönstes Erlebnis

- Denken Sie an das schönste Erlebnis in Ihrem Leben: vielleicht der erste Kuss oder eine Traumreise? Ein sportlicher Sieg?

- Setzen Sie sich bequem hin, und schließen Sie die Augen. Mit geschlossenen Augen fällt es leichter, sich etwas vorzustellen.
- Erinnern Sie sich an alles. An die Umgebung. Wo war das? Wie sah es dort aus? Nehmen Sie den Geruch wahr. Vielleicht verbinden Sie auch einen Geschmack damit?
- Was hören Sie? Stimmen? Ruhe? Geräusche? Sätze? Fühlen Sie sich so richtig ein in Ihre schönsten Erinnerungen. Lassen Sie den „Film" so real ablaufen wie möglich. Beziehen Sie dafür Ihre fünf Sinne mit ein. Nehmen Sie wahr, was es in dieser Situation zu sehen, zu hören, zu riechen, zu schmecken und zu fühlen gibt. Und dann genießen Sie das schöne Gefühl!

Merken Sie etwas? Sie können es!

Und das Beste daran: Sie tun gleichzeitig etwas für Ihre Gesundheit.

Denn bewusstes Vorstellen entspannt, der Blutdruck sinkt, der Herzschlag verlangsamt sich, und die gesamte Körperchemie verändert sich zum Positiven, u. a. durch die Ausschüttung von Oxytocin, dem Entspannungs- und Wohlfühlhormon.

Bewusstes Vorstellen ist somit das beste Entspannungstraining!

Ihre Fähigkeit, sich an reale Situationen, Sachen und Erlebnisse erinnern zu können, lässt sich auch einsetzen, um „vor-zudenken" und sich zukünftige Wunschszenarien vorzustellen.

Tipp:

Sehen Sie sich selbst die in diesem Buch vorgestellten Übungen machen! ☺

So schaffen Sie Ziel-Klarheit

Sie wissen ja bereits: Zielklarheit ist das A und O, um das im Leben zu erreichen, was Sie erreichen wollen.

Sicher erinnern Sie sich noch an mein Beispiel mit dem Navi.

Leider wissen die wenigsten Menschen, was sie wirklich wollen – weil sie sich bisher nicht intensiv mit dieser Frage beschäftigt haben, sondern eher in „Nicht-Formulierungen" gesprochen haben.

Genau das soll sich jetzt ändern.

Sie werden merken, dass man die Übungen nicht „mal eben zwischendurch" machen kann. Das ist auch nicht so gedacht.

Denn es ist das Wichtigste, zu wissen, was man überhaupt will. Nur wenn Sie das für jeden Lebensbereich wissen, können Sie auch dort ankommen.

Und das Gesetz der Anziehung kann Sie dabei im positiven Sinne unterstützen. Oder, wie ich es auch gerne ausdrücke: „Sie müssen das Was kennen, damit sich das Wie ergibt." Und dafür ist es zielführend und gewünscht, sich intensiv mit dieser Frage zu beschäftigen. Denn es geht um Ihr Leben – und das in allen Bereichen: Gesundheit, Beruf, Privatleben, Sport, Persönlichkeit usw.

Daher bekommen Sie von mir verschiedene Ideen, die Ihnen dabei helfen sollen, herauszufinden, was Sie wirklich wollen, also Ihre Ziele und/oder Ihre Lebensvision zu finden. Unter Lebensvision verstehe ich eine motivierende (konkrete) Vorstellung von einem Zustand oder Status, den man im Leben erreichen will.

Haben Sie sich die erst einmal bewusst gemacht, so dient sie Ihrer eigenen Orientierung, Ihrer Ausrichtung und stellt damit so etwas wie Ihren Lebensleuchtturm dar. Dieser hilft Ihnen auch bei widrigen Bedingungen, Ihr Ziel nicht aus den Augen zu verlieren.

Eine Lebensvision ist deutlich stärker als ein kleines, niedliches Ziel. Sie begleitet Sie, wie es im Namen ja schon drin steckt, durch Ihr Leben.

Die Vorteile von Klarheit über die eigene Lebensausrichtung liegen auf der Hand: Wer eine klare Vorstellung hat,

- ist gut fokussiert,
- kann leichter Entscheidungen treffen, weil er die Richtung kennt, die es einzuschlagen gilt und
- kann eher und besser agieren (statt nur zu reagieren).

Im Folgenden stelle ich Ihnen einige Möglichkeiten vor, die Ihnen bei der Findung Ihrer Ausrichtung, Ihres „persönlichen Warum" helfen. Praktizieren Sie die Übung, die Ihnen am besten gefällt.

Mentalübung 4: Gedankenspiel

- Nehmen Sie sich eine Auszeit vom Alltag. Ich meine hier nicht fünf Minuten, sondern ein paar Stunden oder Tage. Falls nötig, nehmen Sie Urlaub und nutzen Sie diese Zeit für sich und für Ihr zukünftiges Leben.

- Ziehen Sie sich an Ihren Lieblingsplatz zurück, einen Ort, an dem Sie Kraft tanken, die Seele baumeln lassen und kreative Ideen fließen lassen können. Ob das die Couch, eine Hängematte, eine Hütte in den Bergen, ein Platz an der Sonne, am Kamin, auf dem Balkon oder wo auch immer ist, hängt ganz von Ihnen ab. Hauptsache, Sie fühlen sich wohl. Wenn es so einen Ort in Ihrer bewussten Wahrnehmung bisher noch nicht gibt, erschaffen Sie sich in Ihrem Kopfkino einen solchen Platz. Machen Sie es sich bequem.

- Nehmen Sie sich Zeit und machen Sie sich einmal Gedanken über die folgenden Fragen. Schreiben Sie Ihre Gedanken und Ideen ohne Wertung auf. Das Aufschreiben ist ganz wichtig, daher notieren Sie Ihre ersten Einfälle gleich hier.

Wenn Geld und Zeit keinerlei Rolle spielen würde, dann würde ich ...

Damit Ihnen das Gedankenspiel leichter fällt, stellen Sie sich vor, Sie hätten im Lotto eine monatliche Sofortrente von 3.000 EUR gewonnen und eine Einmalzahlung von drei Millionen EUR, sodass Sie nicht mehr arbeiten müssen.

Was würden Sie tun?

_____

_____

_____

_____

_____

_____

_____

Was würden Sie lassen?

_____

_____

_____

_____

_____

_____

_____

Was würden Sie anders machen?

_____

_____

_____

_____

_____

_____

*Was würden Sie gerne machen, was in welchem Bereich
erreichen, wenn Sie 100%ig wüssten, dass Sie nicht versagen
können? Wenn Sie wüssten, dass Sie nicht verlieren oder durchfallen, sondern nur gewinnen können?*

_____

_____

_____

_____

_____

_____

Wovon haben Sie schon als Kind geträumt?

_____

_____

_____

_____

_____

_____

_____

Was würden Sie bereuen, wenn Sie es nicht tun würden?

_____

_____

_____

_____

_____

_____

_____

Was wollen Sie im Leben unbedingt erfahren, erreichen,
machen, erleben, haben? Was sind Ihre Herzenswünsche?

_____

_____

_____

_____

_____

_____

Was macht Ihnen Freude?

_____

_____

_____

_____

_____

_____

Mentalübung 5: Geburtstagsrede

Stellen Sie sich nun vor, Sie könnten in die Zukunft reisen, zu Ihrem 80. Geburtstag.

Falls Ihnen das gerade zu weit weg erscheint, nehmen Sie einen runden Geburtstag, der mindestens zehn Jahre von heute entfernt ist. Es gibt eine große Party zu Ihrem Ehrentag, und viele Menschen möchten Ihnen persönlich gratulieren.

Unter den Gratulanten sind auch drei Gäste, die für Sie und über Sie eine Rede halten werden:

- jemand aus Ihrer Familie,
- Ihr bester Freund oder Ihre beste Freundin,
- jemand aus Ihrem engsten Arbeitsumfeld.

Was sollen diese drei Personen über Sie sagen? Es geht nicht darum, was Sie denken, was diese Personen sagen würden, sondern darum, was Sie sich wünschen, dass sie es sagen. Alle drei werden über Ihr Leben, über das, was Sie erreicht haben, was Ihnen wichtig ist, was Sie ausmacht und über Ihre positiven Eigenschaften reden. (Dafür können Sie die Antworten aus Übung 4 wunderbar nutzen.)

Was wollen Sie hören? Schreiben Sie die drei Reden auf! In den Zeilen notieren Sie bitte Ihre Stichpunkte. Für die gesamte Rede nehmen Sie ein zusätzliches Blatt.

Rede von einem Familienmitglied:

_____

_____

_____

_____

_____

_____

Rede vom besten Freund/von der besten Freundin:

_____

_____

_____

_____

_____

_____

_____

_____

Rede vom engsten Kollegen/von der engsten Kollegin:

_____

_____

_____

_____

_____

_____

_____

Um sich über Ihre Ziele klar zu werden, können Sie die folgende Übung wunderbar nutzen.

Mentalübung 6: Der Film Ihres Lebens

Stellen Sie sich vor, Ihr Leben soll verfilmt werden. Das Tolle daran: Sie sind der Hauptdarsteller, und Sie dürfen das Drehbuch für diesen Film selbst schreiben! Es geht darum, den Film Ihres Lebens so zu gestalten, dass er Ihnen gefällt.

Um das Drehbuch schreiben zu können, machen Sie einen *Datenabgleich* mit Ihrem bisherigen Leben und fragen sich z. B.:

- Was würde ich anders machen?
- Was würde ich erleben wollen?
- Womit würde ich starten?
- Womit würde ich aufhören?
- Wo würde ich hinreisen wollen?
- Wie stelle ich mir meinen Gesundheitszustand vor?
- Welche Personen sollen in meinem Leben eine Rolle spielen?

Fangen Sie jetzt an, das Drehbuch zu schreiben. Nehmen Sie Ihr Notizbuch und legen Sie los!

Sie werden angenehm überrascht sein, wie viel Freude das macht und zu welch unerwartet schönen Ergebnissen Sie kommen werden.

So nutzen Sie die Power der Ziel-Visualisierung

Was Sie in Gedanken, Gefühlen,
geistigen Bildern und Worten aussenden,
ziehen Sie in Ihr Leben.
(Catherine Ponder, geb. 1927)

Wenn Sie die Übung gemacht haben, dann haben Sie jetzt bereits erste Ideen und Vorstellungen, wie Ihr Wunschleben aussehen soll. Haben Sie auch schon ganz konkrete Bilder mit allen Details vor Ihrem inneren Auge?

Nein? Dann wird es Zeit, genau das zu ändern!

Machen Sie sich auch hier wieder das Wissen um das Gesetz der Anziehung zunutze! Zur Erinnerung: Das Gesetz der Anziehung besagt, dass wir das, worauf wir unsere Aufmerksamkeit richten, in unserem Leben manifestieren.

Positiv über unsere Träume zu denken lässt diese jedoch nicht automatisch in Erfüllung gehen. Um Resultate zu erzielen, müssen wir auch etwas dafür tun. Ein einfacher, jedoch sehr kraftvoller Schritt, um unsere Träume Wirklichkeit werden zu lassen, ist eine visuelle Darstellung des gewünschten Ausgangs, ein Bild von unserem Ziel.

Hier bekommen Sie eine weitere, ganz einfache und unendlich kraftvolle Übung, die ich im ersten Teil des Buches schon kurz angedeutet habe.

Mentalübung 7: Zielcollage / Vision Board

- Besorgen Sie sich ein großes leeres Poster in Ihrer Lieblings-farbe, eine große Pappe oder einen Flipchart Bogen, eine Schere und Klebstoff.

- Nehmen Sie sich Zeit und suchen Sie einen Ort, an dem Sie kreativ sein und sich entspannen können: auf der Couch mit einer Tasse Tee und Ihrer Lieblingsmusik oder da, wo Sie sich wohl fühlen.

- Tragen Sie Inspirationsquellen wie Zeitungen, Broschüren, Kataloge zusammen oder nutzen Sie das Internet.

- Schließen Sie die Augen und malen Sie sich Ihr Wunschleben in allen Details aus. Nutzen Sie dabei Ihre Antworten aus der Übung *So erreichen Sie Ziel-Klarheit*. Zusätzlich können Sie sich Fragen stellen wie beispielsweise

  - Wo will ich leben?

  - Welche Menschen sollen mich umgeben?

  - Was begeistert mich?

  - Welche Fähigkeiten und Eigenschaften möchte ich haben?

- Stellen Sie sich die Ziele, die Sie auf allen Ebenen erreichen wollen, vor Ihrem inneren Auge ganz genau vor und leben Sie Ihre Träume gedanklich voll aus.

- Öffnen Sie die Augen und blättern Sie durch die Magazine, oder schauen Sie im Internet nach Bildern, Wörtern, Phrasen und Gedankenschnipseln, die Ihre visualisierten Ziele wider-spiegeln und Ihre Sinne inspirieren. Nehmen Sie alles, was positiv Ihre Aufmerksamkeit erregt und Sie motiviert, Ihre Ziele zu erreichen: Bilder, Fotos, Abbildungen, Zitate, Sprüche, Fotocollagen etc.

- Schneiden Sie alles aus, was Sie zur Veranschaulichung Ihres Wunschlebens benötigen. Nehmen Sie sich genügend Zeit, denn so eine Zielcollage wächst kontinuierlich, je intensiver Sie sich mit Ihren wirklichen Zielen beschäftigen. Sollten Sie mit der Zeit andere oder weitere Wünsche und Ziele haben, ändern Sie Ihre Zielcollage dementsprechend.

- Kleben Sie alle Phrasen, Bilder, Sprüche, Worte und Inspirationen auf Ihr Poster.

- Haben Sie Spaß dabei! Lassen Sie Ihre Vorstellungskraft Ihr Führer sein.

- Wenn Ihr Vision Board fertig ist, dann aktivieren Sie es: Stellen Sie es an einen Platz, auf den Ihr Blick häufig fällt. Vielleicht im Wohnzimmer oder im Schlafzimmer, wo Sie es morgens kurz nach dem Aufwachen und abends vor dem Einschlafen sehen. Oder machen Sie es zum Hintergrundbild auf Ihrem PC oder Notebook.

Jetzt haben Sie ein kraftvolles „Werkzeug" erschaffen, das Ihnen täglich hilft, sich auf Positives, nämlich auf Ihre Wünsche und Ziele zu konzentrieren und die gewünschten Ergebnisse in Ihrem Leben – egal in welchem Bereich – zu manifestieren.

Sie sehen täglich das, was Sie erreichen wollen und helfen dadurch Ihrem Unterbewusstsein optimal bei der Ausführung Ihrer Wünsche. Sie wissen ja: „Dein Wunsch ist mir Befehl."

So verzaubern Sie Reizwörter kreativ

Sie kennen das bestimmt auch: Sie hören zum Beispiel das Wort *Steuererklärung*, und auch ohne den Anblick der Formulare macht sich ein unangenehmes Gefühl in Ihnen breit. Oder das Wort *Prüfung* bereitet Ihnen Magengrummeln, Grübeleien oder schlaflose Nächte.

Worte sind, wie Sie aus dem Kapitel *Die Macht der Worte* bereits wissen, eng mit unserer Gefühlswelt verbunden. Deswegen kann ein einziges Wort wie z. B. *Zahnarzt, Steuererklärung, Alter, Putzen, Zeitdruck, Bügeln* oder *Prüfung* schon Stress, Angst oder ein anderes ungutes Gefühl in uns auslösen.

Manchmal genügt auch schon ein Name, ohne dass die betreffende Person anwesend ist, um etwas Unangenehmes in Ihnen auszulösen – nach dem Motto „Wenn ich den Namen schon höre …“.

Worte sind Trigger und können uns buchstäblich verletzen oder „auf die Palme bringen“. Sie haben deshalb eine ganz besondere Macht über uns. Es gibt Phasen, in denen wir unsere negativen Gedanken kaum noch stoppen können. Wenn uns etwas belastet, quält oder ärgert, tauchen sie einfach ungebeten auf und lösen bereits beim Aussprechen, Denken oder Zuhören Gefühle und Reaktionen aus. *Stresswörter* oder *Reizwörter* nennt man diese Boten der schlechten Verfassung.

Leider ist sich nicht jeder der Macht der Wörter bewusst und verursacht dadurch – im Zweifelsfall unbewusst – anderen Menschen Stress. Das fällt mir häufig bei Ärzten auf, die Formulierungen benutzen wie z. B. „Das tut nicht weh", „Gleich piekst es etwas", „Es ist nur ein kleiner Stich", „Sie brauchen sich keine Sorgen zu machen".

Sie merken schon beim Lesen von Schmerzworten wie *piek-sen, brennen, stechen* oder *quälen,* dass sich das nicht angenehm anfühlt. Deswegen möchte ich Ihnen hier eine leicht umzusetzende und schnell wirkende Methode vorstellen, mit der Sie Wörtern die gewünschte „Zauberkraft" verleihen, damit sie demnächst positive Reaktionen auslösen.

Die Methode heißt *Magic Words.* Sie wirkt über eine gezielte Gehirnnutzung und direkte Ansprache unseres Nervensystems. Die Methode basiert auf der Grundlage der *Neurolinguistischen Programmierung* (NLP). Jedes Wort und die damit verbundene Erinnerung ist mit verschiedenen Sinneswahrnehmungen – Sehen, Hören, Fühlen, Riechen und Schmecken – verknüpft. Mit *Magic Words* wird nun die Wahrnehmung über die fünf Sinne verändert, und damit verändern sich auch die Gefühle, die das Wort auslöst.

Mentalübung 8: Magic Words

Erstellen Sie eine Liste Ihrer Reiz- und Stresswörter. Schreiben Sie alle Wörter auf, die Ihnen Stress machen, Sie reizen, *auf die Palme* bringen, *zur Weißglut treiben* oder einfach nur nerven.

1. Wort: _____

2. Wort: _____

3. Wort: _____

4. Wort: _____

5. Wort: _____

6. Wort: _____

- Schließen Sie die Augen und machen Sie sich ein inneres Bild von dem Wort, das Sie stresst. Schauen Sie sich an, wie das Wort in Ihrer Vorstellung geschrieben aussieht.

Sehen Sie es in Schreibschrift oder als gedruckte Buchstaben vor Ihrem inneren Auge?

- Welche Größe haben die Buchstaben?
- Ist es in schwarz oder in bunt geschrieben?
- Wie sieht die Schrift aus? Geschwungen oder gerade? Schnörkelig oder eckig?
- Wie nah erscheint das Wort vor Ihnen?

In den meisten Fällen ist es so, dass stressende Wörter in der Vorstellung sehr groß, schwarz und bedrohlich aussehen.

Um dies zu ändern, machen Sie folgendes Gedankenspiel:

- Stellen Sie sich vor, Sie arbeiten für eine Werbeagentur, die „komisch klingende" Produkte bewirbt. Eins heißt zum Beispiel *Lernen*, ein anderes heißt *Steuererklärung*, ein drittes *Zahnarzt*.
- Ihre Aufgabe besteht darin, Ihr Stress-Wort optisch so aufzupeppen, dass es schön aussieht und jeder es wegen der tollen Aufmachung kaufen will.

Was würden Sie tun, um das Wort rein von der äußeren Aufmachung und Gestaltung so ansprechend zu gestalten, dass es selbst Ihnen super gut gefällt und Sie bei seinem Anblick ein gutes Gefühl bekommen?

- Wie müsste es dafür aussehen?
- Wie ist die Farbe?
- Welche Schriftart benutzen Sie?
- Wie sehen die einzelnen Buchstaben aus?

Hier ein paar Beispiele, mit denen Sie experimentieren können:

- Machen Sie aus schwarzen Druckbuchstaben Schreibschrift.

- Stellen Sie sich das Wort normal geschrieben statt in Großbuchstaben vor.

- Verändern Sie Farbe und Form.

- Benutzen Sie Rahmen oder Blumen oder einen bestimmten Hintergrund.

- Stellen Sie sich die einzelnen Buchstaben mit niedlichen Gesichtern vor oder mit Armen und Beinen.

- Lassen Sie das Wort in Gold, Silber oder von Spotstrahlern angeleuchtet erscheinen.

- Lassen Sie es mit 3D-Effekt über einem Urlaubsszenario leuchten.

Sie merken: Sie können Ihrer Fantasie freien Lauf lassen!

Spielen Sie in Ihrer Vorstellung mit den Einzelheiten, bis das Wort zu einem positiven Zukunftsboten für Sie wird. Machen Sie das Gedankenspiel solange, bis Sie spüren, dass es Ihnen mit dem neuen Bild richtig gut geht. Lassen Sie sich von der blitzschnellen Sofortwirkung überraschen!

So lernen Sie, besser zu vertrauen

Das Leben ist wie ein Spiegel.
Er reflektiert dem Denker,
was er in ihn hineingedacht hat.
(Ernest Holmes, 1887-1960)

Solange es uns einigermaßen gut geht, verschwenden wir an das Wort *Vertrauen* nicht viele Gedanken. Erst wenn das vermeintlich Sichere nicht mehr sicher erscheint – der *sichere Partner*, der *sichere Arbeitsplatz, die sichere Gesundheit* – machen sich Ängste und Zweifel in uns bemerkbar. Genau diese Ängste sind allerdings nicht unsere Feinde, wie wir das im ersten Moment denken, sondern unsere Helfer und Wegführer zu wirklichem Vertrauen. Vertrauen ist nämlich genau diese innere Kraft, die jedem von uns angeboren ist, die tief in uns steckt.

Allerdings bedarf es hier und da einiger Nachhilfe, damit wir nicht alles mit dem Verstand lösen, sondern auf unsere innere Stimme, unser Herz, unsere Gefühle hören, also dem Leben und uns selbst vertrauen. Das beginnt meistens erst dann, wenn Ihr Verstand nicht mehr weiß, wie es weitergehen soll. Wenn Sie ratlos und verzweifelt sind, können Sie sich selbst näher kommen, indem Sie sich trauen, weiterzugehen: den nächsten kleinen Schritt, den Sie noch überschauen können.

Damit Sie nicht erst unangenehme Erfahrungen machen müssen, bevor Sie sich in Vertrauen üben, hier ein Tipp, wie Sie es lernen können.

Mentalübung 9: Vertrauensvorschuss

- Schenken Sie eine Woche lang jedem Menschen, mit dem Sie Kontakt haben, einen Vertrauensvorschuss.

Sie wissen ja: Nach dem Gesetz von Ursache und Wirkung bekommen Sie das, was Sie gesät haben. Wenn Sie Vertrauen aussäen, erhalten Sie auch Vertrauen zurück. Wie Sie dem Leben gegenüber sind, so ist das Leben zu Ihnen!

Häufig erwarten wir von anderen, dass sie uns vertrauen, tragen allerdings selber noch einen kleinen Vorbehalt in uns, weil der andere sich unser Vertrauen ja „erst einmal verdienen muss". Da Ihr Gegenüber aber dasselbe tut, werden Sie beide nie über die üblichen 60-70 % Vertrauen hinaus kommen. Denn beide erwarten, dass sich der andere zuerst „bewegt", also „beweist", dass er das Vertrauen verdient hat.

Machen Sie sich bewusst, dass Misstrauen mit negativen Gedanken einhergeht wie z. B. „Der will mich vielleicht über den Tisch ziehen". Diese Gedanken wiederum lösen keine guten Gefühle, sondern Angst und Zweifel aus. Und da Sie immer das anziehen, wovon Sie bewusst oder unbewusst überzeugt sind, tun Sie weder sich noch Ihrem Gegenüber einen Gefallen, wenn Sie misstrauisch sind. Denn wir bekommen ja immer nur gespiegelt, wie wir uns selbst verhalten.

Unsere Erwartungen beeinflussen unser Verhalten – auch wenn uns das nicht bewusst sein mag – und andere Menschen reagieren entsprechend darauf. Der eigene Umgangsstil ruft demnach in unseren Mitmenschen genau diejenigen Verhaltensweisen hervor, die unseren Erwartungen entsprechen.

Es erfüllt sich immer das, was wir erwarten. Sie wissen ja: Dieses Phänomen heißt in der Psychologie *Selbsterfüllende Prophezeiung*.

- Da Sie bekommen, was Sie selbst geben, geben Sie 100 % Vertrauen von Anfang an!

Vertrauen als Basis ist wichtig für unser seelisches und körperliches Wohlbefinden und unsere Beziehungen. Und falls Sie jetzt denken „Ich könnte enttäuscht werden", machen Sie sich klar, dass dieser Satz das Risiko, enttäuscht zu werden, erhöht.

Natürlich besteht die Möglichkeit, dass jemand versucht, Ihr Vertrauen auszunutzen. Aber selbst dann liegt es an Ihrer Einstellung und Ihrer Sichtweise, wie Sie damit umgehen. Es liegt in Ihrer Hand und beginnt immer in Ihrem Kopf.

- Stellen Sie sich vor, wie gut es sich anfühlen wird, regelmäßig Vertrauen gespiegelt zu bekommen. Oder denken Sie an eine Situation, in der Sie jemandem vertraut haben und Ihr Vertrauen belohnt wurde. Spüren Sie in Ihren Körper hinein, wo sich dieses angenehme Gefühl bemerkbar macht. Vielleicht ist es ein wohlig-warmes Gefühl ums Herz oder ein Kribbeln im Bauch.

- Konzentrieren Sie sich auf dieses Wohlgefühl und nutzen Sie die wingwave®-Musik, um Ihr Wohlgefühl noch weiter zu steigern und das Gefühl von Vertrauen zu festigen. Dazu setzen Sie sich Kopfhörer auf und hören Sie das Stück *Feelwave*.

Gratis-Download von *Feelwave* unter www.wingwave-shop.com/feelwave oder mit dem QR-Code

Die wingwave®-Musik wirkt neben ihren ausgleichenden, positiven Melodien vor allem durch einen Links-Rechts-Takt, der über Stereo-Kopfhörer abwechselnd die beiden Gehirnhälften auditiv „berührt" und so eine optimale Zusammenarbeit aller Hirnareale zum Schwingen bringt.

Diese bilateral-auditive Hemisphärenstimulation hilft emotionalen Stress und hinderliche Glaubenssätze abzubauen und unterstützt kreative Prozesse.

Für den Selbstcoaching-Effekt muss die Musik mit Kopfhörern gehört werden. Im Hintergrund laufen beruhigende Naturgeräusche, angenehme oder auch inspirierende Klänge. Der Rhythmus ist immer *andante*, so wie der Herzschlag in Ruhe. Das alles zusammen senkt messbar die Pulsrate und das Erregungsniveau des Nervensystems, beruhigt, lässt allen Stress abfließen, steigert das Wohlgefühl und öffnet den Weitwinkel für lösungsorientiertes und positives Wahrnehmen und Denken.

• Spüren Sie abschließend noch einmal in sich hinein und nehmen Sie wahr, um wieviele Wohlfühlpunkte Sie sich jetzt besser fühlen.

So fördern Sie Ihre Selbstheilungskräfte

In einem mental und emotional gesunden Körper
gibt es keine Krankheit.
(Bob Proctor, geb. 1934)

Die Art unserer Gedanken und Emotionen beeinflusst unseren physischen Körper, dessen Struktur und Funktionen. Demnach heilt nicht der Arzt, der Therapeut, der Heiler oder die Medizin, sondern immer Sie selbst! Fachleute können Sie zwar unterstützen, letztendlich sind Sie aber selbst verantwortlich für Ihre Heilung und Genesung, für Ihre Gesundheit.

Der menschliche Geist, unsere Art zu denken und zu fühlen, ist der wichtigste Faktor, wenn es um Heilung und Gesundheit geht. Der im ersten Teil beschriebene Placebo- und Nocebo-Effekt ist ein eindrucksvolles Beispiel dafür: Sie bekommen immer das, wovon Sie überzeugt sind und woran Sie glauben.

Der bekannte Ausspruch von Henry Ford (1863-1947) „Ob du glaubst, es geht, oder ob du glaubst, es geht nicht, du wirst immer Recht behalten!" verdeutlicht, dass unser Glaube letztendlich immer darüber entscheidet, was wir als Wirklichkeit wahrnehmen.

Das Gute ist: Jeder Mensch hat von Natur aus ein fest installiertes Basisprogramm namens Selbstheilung. Wenn Sie sich beispielsweise verletzen, bildet sich eine Kruste, und die Wunde wächst wieder zusammen. Wenn Sie eine bakterielle Infektion haben, kommt Ihr Immunsystem zum Zug, beseitigt die Krankheitserreger und heilt die Entzündung aus.

Unser Immunsystem ist auf Selbstheilung programmiert! Es ist sozusagen unser innerer Arzt.

Der Körper stößt jede Minute Millionen von Zellen ab und bildet neue Zellen. Einige Zellen erneuern sich täglich, andere über mehrere Wochen. Die Zellen, die unseren Darm auskleiden, werden z. B. innerhalb weniger Tage vollständig erneuert.

Auch unsere Haut schuppt sich ständig. Schüppchen auf der äußeren Hautschicht sind nichts anderes als tote Zellen, die abgestoßen werden. Sie werden von unten ersetzt – etwa alle 28 Tage schlüpfen wir deshalb buchstäblich in eine neue Haut.

Sie sehen: Eine Krankheit kann sich nur dann lange im Körper halten, wenn wir davon überzeugt sind, dass *sie nicht weggehen kann* und wir durch unsere Beobachtung und die Fokussierung auf Krankheit (anstatt auf Gesundheit) dazu beitragen. Ansonsten würden die kranken Zellen sich ja mit der Zeit durch gesunde erneuern.

Um sich Ihre Selbstheilungskräfte zunutze zu machen, müssen Sie einerseits verstehen, was Sie daran hindert und andererseits auch, wodurch Sie diese Kräfte aktivieren können.

Die Heilkraft Ihres *inneren Arztes* wird dramatisch gemindert durch Stress und einen ungesunden Lebensstil. Durch selbstschädigende und negative Gedanken, die schlechte Gefühle in uns erzeugen, stören wir unser inneres Gleichgewicht und erschweren damit unserem inneren Arzt die Arbeit.

Auch wenn Sie sich als *hoffnungslosen Fall* betrachten, dem *nicht mehr zu helfen ist* und Sie die Zuversicht, gesund zu werden aufgeben, führt diese negative Erwartungshaltung dazu, dass die Selbstheilungskräfte blockiert werden und Sie krank bleiben.

Die wichtigste Voraussetzung für die volle Entfaltung der Selbstheilungskräfte ist der Glaube, gesund zu werden und das Vertrauen in die eigenen Selbstheilungskräfte.

Also die innere Gewissheit, dass Heilung möglich ist.

Wir können unseren inneren Arzt zu Höchstleistungen anspornen, indem wir uns positive Gedanken über unsere Gesundung machen und dafür sorgen, dass wir uns in einem seelischen Gleichgewicht befinden.

Was ist dafür nötig?

Wir müssen die negativen Bilder in unserem Kopf durch optimistische Bilder austauschen, um gesund zu werden oder zu bleiben.

Perfekte Gesundheit denken ist etwas, was jeder für sich tun kann, unabhängig von dem, was um Sie herum passiert. Sich vorzustellen, wie es sein wird, wenn Sie wieder 100%ig gesund sind, die Bilder vor dem eigenen inneren Auge zu sehen, wie Sie dann laufen und sich bewegen werden, hineinzuspüren, wie Sie sich dann fühlen, das ist das Geheimnis! Also innere Zielbilder mit Gefühlen aufladen.

Wie das geht?

Arbeiten Sie mit Ihrer Vorstellungskraft!

Mentalübung 10: Vorstellungskraft

• Setzen Sie sich bequem hin und schließen Sie die Augen. Mit geschlossenen Augen fällt es Ihnen wahrscheinlich leichter, sich Bilder vorzustellen und Ihren Körper zu spüren.

• Fragen Sie sich, wie Sie sich Ihre Selbstheilungskräfte vorstellen. Wie sehen sie bildlich aus? Beobachten Sie einfach, was Ihnen als erstes in den Sinn kommt, ohne es zu bewerten.

• Sehen Sie eine Farbe vor Ihrem inneren Auge? Oder sehen Sie kleine Männchen in weißen Kitteln? Oder Figuren wie in einem Zeichentrickfilm?

• Wenn Sie nicht sofort etwas wahrnehmen können, fragen Sie sich, was Sie anschauen müssen, um ein gutes Gefühl im Körper zu spüren. Vielleicht gelbe, lächelnde Smileys, Ihre Lieblingsfarbe oder süß gemalte Zeichentrickfigürchen, die freudig und unternehmungslustig aussehen. Welches Bild auch immer Ihnen in den Sinn gekommen ist: Wichtig ist, dass es sich für Sie gut anfühlt, daran zu denken.

- Nehmen Sie dieses Bild, beispielsweise die lächelnden Smileys, und schicken Sie diese gedanklich in die Körperregion, die krank ist bzw. Symptome zeigt.

- Wenn mehrere Regionen Selbstheilungskräfte gebrauchen können, lassen Sie den *Selbstheilungs-Smiley-Trupp* durch den ganzen Körper marschieren und jede Zelle mit Selbstheilungsenergie anstecken. Stellen Sie sich vor, dass überall dort, wo der Selbstheilungstrupp aufmarschiert, für Heilung gesorgt wird.

Wie das geschieht? Lassen Sie Ihrer Kreativität freien Lauf! Einer meiner Klienten stellte sich Selbstheilung als einen weißen Energiestrahl vor, der seinen Körper durchflutet.

Ein anderer schickte den von mir beschriebenen Smiley-Trupp in die seinerzeit *kaputte* Leber, ließ ihn dort Gesundheitspartys feiern und jeden *Krankmacher* höflich zur Tür hinaus begleiten.

Um sich weiter inspirieren zu lassen, können Sie sich auch die Zeichentricksendung *Es war einmal das Leben* auf YouTube anschauen. Finden Sie Bilder, die Ihnen gefallen und arbeiten Sie damit. Dann macht es Freude (Sie wissen ja, das ist die unterstützendste Emotion) und kann wirken.

Das Wichtigste (wie bei allen Imaginationstechniken): Machen Sie diese Mentalübung *regelmäßig!* Zumindest, wenn Sie aktuell krank sind und gesund werden wollen. Aber auch, wenn Sie Ihrem Körper etwas Gutes tun und Ihr Gesamtwohlbefinden steigern wollen.

Der weit verbreitete Glaube *Viel hilft viel* ist tatsächlich wahr, wenn es um Mentaltraining geht. Denken Sie an und konzentrieren Sie sich auf Gesundheit, überwiegend und regelmäßig, dann ziehen Sie Gesundheit an.

So machen Sie Ihr Unterbewusstsein zum Verbündeten

Wie Sie bestimmt schon häufig festgestellt haben, mogeln sich immer wieder negative Gedanken in Ihren Kopf – und das, obwohl Sie sich fest vorgenommen haben, positiver zu denken.

Woran liegt das?

Unser Unterbewusstsein arbeitet nach Dauer und Häufigkeit. Das bedeutet, die Gedankenbilder, an die Sie am häufigsten denken, werden zu Ihrer Wirklichkeit. Daher ist es so wichtig, sich bewusst zu machen, womit wir uns jeden Tag wie lange befassen. Was also immer wieder unsere Aufmerksamkeit bekommt.

Überlegen Sie bitte einmal, wie ein typischer Tag bei Ihnen anfängt.

Sie stehen morgens auf, gehen ins Bad, dann in die Küche, um sich einen Kaffee oder Tee zu machen, schalten das Radio ein und hören die ersten Nachrichten: Meldungen über die Finanzmarktkrise, Amokläufe, Hausbrände, politische Entscheidungen oder Auseinandersetzungen in anderen Ländern. Die Worte, die Sie hören, erzeugen sofort Bilder in Ihnen (und vermutlich keine guten). Während Sie das hören, kreisen auch schon Gedanken in Ihrem Kopf wie „Ach du je", „Das ist ja schrecklich" oder „Die Welt ist so grausam".

Jedes Wort, das jemand sagt, jedes Bild, das wir sehen, erzeugt ein Bild und ein Gefühl in uns! Das passiert ganz automatisch. Und weil das so ist, haben neben unseren eigenen Gedanken(bildern) eben auch unser Umfeld und die Medien einen großen Einfluss auf das, was und woran wir denken, worauf unsere Aufmerksamkeit gelenkt wird.

Genau deswegen beschrieb ich bereits im Kapitel *Energievampir oder Energietankstelle*, wieso es so wichtig ist, dass Sie auf Ihr Umfeld achten und bewusste Entscheidungen treffen, mit welchen Personen Sie sich umgeben möchten und welche Sendungen Sie sich anschauen.

Um Ihre positive Wahrnehmung zu stärken, müssen Sie sich mit schönen, angenehmen Dingen befassen.

Dadurch programmieren Sie auf Dauer Ihr Unterbewusstsein um. Es lernt, sich auf die Wahrnehmung von positiven Ereignissen und Dingen zu fokussieren. Ihr Bewusstsein beeinflusst Ihr Unterbewusstsein und umgekehrt.

Merken Sie etwas? Sie allein sind der Schöpfer Ihrer Realität. Sie können beeinflussen, worauf Sie Ihren Fokus lenken wollen, anstatt ihn lenken zu lassen.

Eine der wirksamsten Übungen dazu ist das *Freudetagebuch*. Vielleicht kennen Sie es unter dem Namen *Dankbarkeitstagebuch*, *Wohlfühltagebuch* oder *Erfolgsjournal*.

Kaufen Sie sich ein optisch ansprechendes Notizbuch oder Tagebuch mit leeren Seiten.

Hauptsache ist erst einmal, dass Sie es schön finden und dass der Anblick ein gutes Gefühl in Ihnen auslöst. Also keine lose Papiersammlung, sondern ein Buch, in das Sie gerne hineinschreiben.

Mentalübung 11: Dankbarkeitstagebuch

• Legen Sie Ihr Freude- oder Dankbarkeitstagebuch auf Ihren Nachttisch, damit Sie es vor dem Schlafengehen nicht vergessen.

• Schreiben Sie jeden Abend mindestens fünf Ihrer schönsten Momente des Tages auf. Die Momente, in denen Sie sich gefreut haben oder dankbar für etwas waren. Oder Begegnungen, die Sie glücklich gemacht haben. Es ist inzwischen bestätigt, dass Dankbarkeit sich extrem positiv auf die Gesundheit auswirkt. Denn Dankbarkeit erzeugt ein gutes Gefühl in Ihnen. Und gute Gefühle ziehen weitere gute Gefühle an.

- Es müssen keine Romane werden, Stichpunkte reichen aus. Wenn Sie mögen, können Sie natürlich auch nach Herzenslust ganze Sätze aufschreiben.

Hier ein paar Beispiele, für Erlebnisse und Wahrnehmungen, die Sie aufschreiben können:

- Das sympathische Lächeln der Kassiererin,

- super Telefonat mit meiner besten Freundin Tanja,

- Restaurantbesuch bei meinem Lieblingsitaliener mit leckerem Essen und unserem Lieblingslied,

- Kompliment über xy vom Freund bekommen,

- E-Mail von Gerd bekommen, den ich seit drei Jahren nicht mehr gesehen habe,

- beim Vorbeigehen lilafarbene Orchideen im Blumenladen gesehen,

- ein weiterer Tag, an dem ich mich beim Sport fitter gefühlt habe.

Sollten Sie gedacht haben „Heute gab es nichts Positives", so streichen Sie diesen Gedanken augenblicklich wieder! Und machen Sie sich bewusst, dass es genügend vermeintliche Selbstverständlichkeiten oder Banalitäten gibt, für die wir Dankbarkeit oder Freude empfinden können. Also beispielsweise die Tatsache, sehen zu können, laufen zu können und körperlich gesund oder weitestgehend gesund zu sein.

- Schreiben Sie Ihre Top Five (oder später, wenn Sie schon Übung haben, Ihre Top Ten) immer als letzte Amtshandlung auf, bevor

Sie ins Bett gehen, nach dem Fernsehprogramm und, sofern Sie sie abends schauen, auch nach den Nachrichten.

Das dient dem Zweck, dass Sie nach allem, was Sie an negativen Meldungen gehört oder gesehen haben, Ihren Fokus zum Abschluss des Tages bewusst auf das Positive lenken. Ihr Gehirn wird angeregt, nach den *happy moments* Ausschau zu halten. Der angenehme Nebeneffekt: Sie verbessern dadurch automatisch Ihre Schlafqualität, weil Sie besser träumen.

Wichtig ist: Bleiben Sie dran, machen Sie das jeden Tag.

Das hat mehrere Gründe. Zum einen lernt unser Unterbewusstsein durch Wiederholung, getreu dem Motto *Use it or lose it*.

Das heißt, es lernt, sich tagsüber schon darauf auszurichten, schöne Dinge und freudige Momente wahrzunehmen, weil es ja weiß, dass Ihr Ziel ist, die Dinge und Erlebnisse abends aufzuschreiben. Und Sie wissen ja, das Unterbewusstsein sagt immer: „Dein Wunsch ist mir Befehl."

Zum zweiten: Ihr Gehirn braucht 21 Tage, um neue Gewohnheiten als selbstverständlich anzusehen.

Zum dritten: Wenn Sie mal einen Durchhänger haben und sich nicht so gut fühlen, können Sie sich mithilfe Ihres Dankbarkeits-/ Freudetagebuches an ausschließlich schöne Momente erinnern. Was, meinen Sie, passiert, wenn Sie darin blättern und lesen? Richtig! Ihr Gehirn hat sofort wieder die schönen Bilder parat und sendet Ihnen ein angenehmes Gefühl.

Dies ist meiner Meinung nach die allerbeste Übung für ein glückliches und gesundes Leben!

So lindern Sie Symptomstress

Sie kennen das bestimmt auch: Sie haben akute körperliche Beschwerden wie beispielsweise eine Erkältung, Kopf- oder Bauchschmerzen und Sie merken, dass Sie aus den negativen Gedanken und Gefühlen nicht mehr herauskommen. „Es denkt sich so" in Ihnen, und Sie fühlen sich immer schlechter statt besser.

Aber gerade jetzt ist es doppelt wichtig, gesunde Gedanken zu pflegen. Damit Ihnen dies leichter fällt, können Sie mit einer ganz einfachen Übung zuerst den Symptomstress, also die Schmerzen oder das unangenehme Gefühl lindern.

Gesundheits-Imagination, d. h. die Fähigkeit jedes Menschen, in Entspannung Körper und Geist miteinander Verbindung treten zu lassen, ist eine geeignete Methode, seinen eigenen Weg zu Gesundheit und Wohlbefinden zu gehen und den *inneren Arzt* zu unterstützen.

Die Zusammenhänge zwischen unserem mentalen und emotionalen Seelenleben und die Auswirkungen auf den Körper sind Ihnen ja inzwischen bekannt.

Es gilt, genau in seinen Körper hineinzuhören und zu fühlen, um herauszufinden, was er uns denn durch die Krankheit bzw. das Symptom mitteilen möchte.

Beheben wir dann die Ursache bzw. ändern das, was für die Dis-Balance gesorgt hat, zeigt sich auch körperliche Besserung, und die für Heilung notwendige Fokussierung auf positive Gedanken ist möglich.

Mentalübung 12: Gesundheits-Imagination

- Setzen oder legen Sie sich bequem hin.

- Schließen Sie die Augen und konzentrieren Sie sich erst einmal nur auf Ihren Atem, so dass er gleichmäßig und völlig unangestrengt ein- und ausströmt.

- Lenken Sie nun Ihre Aufmerksamkeit durch Ihren gesamten Körper. Wie genau fühlen sich die einzelnen Bereiche und Organe an?

- Wenn Sie dort im Körper angekommen sind, wo sie etwas Unangenehmes feststellen, schauen Sie bitte hin, welche Farbe und welche Form das Gefühl hat und was es sagen würde, wenn es reden könnte.

- Schreiben Sie den Satz oder die Sätze hier auf:

_____

_____

_____

_____

_____

_____

_____

_____

- Fragen Sie sich und hören Sie in sich hinein, was diese Körperstelle/dieses Organ gerade bräuchte, um sich besser zu fühlen.

- Aus den Antworten entwickeln Sie jetzt Ihren eigenen Gesundheits-Kinofilm.

- Schaffen Sie kraftvolle, heilende Bilder, damit Ihre Selbstheilungskräfte aktiviert werden.

Nutzen Sie genau wie bei der Übung *So stärken Sie Ihre Selbstheilungskräfte* wieder Ihre gesamte Ideenvielfalt, was die Visualisierung betrifft.

Wenn Sie zum Beispiel als Antwort *Selbstliebe* bekommen, finden Sie ein passendes Bild dafür. Wie sieht Selbstliebe für Sie aus? Wie eine Person, die sich selbst umarmt? Wie ein Herz? Oder was stellen Sie sich vor?

Achten Sie dabei auch auf Details und schmücken Sie diese in Ihrer Fantasie aus. Wie genau würde dieses Herz aussehen? Welche Farbe hat es, damit es sich für Sie gut anfühlt?

Machen Sie es wie die Kinder und fantasieren Sie. Geben Sie beispielsweise dem Herz ein Gesicht. Dadurch *beseelen* Sie das Ganze, und es löst leichter angenehme Gefühle und Emotionen in Ihnen aus.

Je öfter Sie auf diese Art und Weise buchstäblich *auf Ihren Körper hören* und Ihren Body-Scan machen, also hineinfühlen, desto schneller werden Sie die Zeichen Ihres Körpers verstehen und berücksichtigen können.

So aktivieren Sie Ihr mentales Schutzbild

Sie wissen ja inzwischen, dass es viele Situationen oder Menschen gibt, die, wenn wir nicht drauf achten, etwas Unangenehmes bzw. Stress in uns auslösen. Da unsere Spiegelneuronen immer aktiv sind, müssen wir bewusst mit Vorstellungsbildern arbeiten, damit es in negativen Situationen nicht zu Spiegelneuronen-Stress kommt.

Es geht darum, sich von negativen Emotionen und Situationen nicht anstecken und herunterziehen zu lassen. Das bedeutet nicht, dass wir nicht mitfühlen, sondern lediglich, dass wir nicht mitleiden sollen.

Das ist wichtig, um selbst gesund zu bleiben und dadurch erst in der Lage zu sein, auch anderen Menschen helfen zu können. Denn selber etwas geben wollen, wenn der eigene *Energietank* leer ist, funktioniert nicht. Es ist daher nicht egoistisch, sondern ein Zeichen von Selbstliebe und Selbstachtung, darauf zu achten, dass Ihr Energiepegel hoch bleibt und es Ihnen emotional gut geht.

Es gibt verschiedene Einsatzmöglichkeiten für das mentale Schutzbild:

- Zum Beispiel zwischen Ärzten, Therapeuten, Coaches und ihren Patienten/Klienten. Nur wenn wir 100%ig bei uns sind, ausgeglichen und in einem ressourcevollen Zustand, können wir einen wohltuenden Rahmen für andere aufbauen und aufrechterhalten. Und somit für sie da sein. Oder wenn es darum geht, andere zu pflegen und selbst nicht daran kaputt zu gehen.

- Wenn wir uns trotz vermeintlich widriger Umstände wohlfühlen wollen. Alle um Sie herum sind krank, und Sie wollen weiterhin gesund bleiben.

- Wenn Sie sich verunsichert fühlen und Angst haben, z. B. im Gespräch mit dem Chef, bei einer Meinungsverschiedenheit oder wenn Sie irgendwo sind, wo Sie sich nicht wohlfühlen. In diesen Situationen kann Ihnen die Schutztechnik dabei helfen, souverän zu bleiben, weil Ihre Ausstrahlung mit einem Gefühl von Sicherheit eine bessere wird.

Neben Schlaf, Ruhe, Entspannung und anderen psychohygienischen Maßnahmen helfen mentale Schutztechniken, um sich schnell und wirkungsvoll gegen unangenehme äußere Einflüsse abzuschirmen. Ein paar davon stelle ich Ihnen hier vor.

Mentalübung 13: Mentales Schutzbild

- Ziehen Sie sich an einen ruhigen Ort zurück und schließen Sie die Augen.

- Finden Sie gedanklich ein Bild, das Ihnen ein Gefühl von Schutz und Sicherheit gibt. Lassen Sie Ihrer Kreativität freien Lauf.

Hier ein paar Beispiele für mentale Schutzbilder:

- Eine Schutzblase oder Kapsel,
- eine Art (Ritter-)Schild,
- ein magischer Umhang, z. B. wie bei Superman,
- das Bild eines kräftigen Baums,
- eine zweite Haut,
- ein Energiemantel,
- ein Schutzschirm.

- Was auch immer Ihr Bild ist – Hauptsache, es gibt Ihnen ein gutes, sicheres und geschütztes Gefühl.

- Stellen Sie es sich so vor: Ihr Bild lässt keine unangenehmen Gefühle oder Energien von anderen an Sie herankommen, sondern nur angenehme. Sie können sich bildlich vorstellen, wie etwas abprallt, zurückfedert und dadurch einfach nicht zu Ihnen durchkommt. Genießen Sie das Gefühl, vollkommen sicher zu sein. (Mit dem Myostatiktest kann man übrigens die stärkende Wirkung überprüfen, die sich dann in Muskelstärke äußert.)

- Stellen Sie sich vor, wie es sein wird, so gestärkt zukünftig Situationen oder Personen zu begegnen. Spüren Sie jetzt schon, dass Sie sich gelassener, neutraler oder gestärkt fühlen? Sehr gut!

- Um Ihr mentales Schutzbild im Alltag schnell zu aktivieren, stellen Sie sich vor, dass Sie Ihr Bild jederzeit in Sekundenschnelle parat haben. Sie „schrumpfen" es einfach, solange Sie es nicht brauchen, auf Erbsengröße und speichern es in Ihrem Kopf ab. Wenn Sie es dann benötigen, können Sie es mit einem „Plopp" in Blitzgeschwindigkeit auftauchen lassen. Die Wirkung hält ca. 20 Minuten lang an, bevor Sie sich erneut darauf konzentrieren müssen. Daher ist es der ideale Begleiter durch den Tag.

Sobald Sie ein beängstigendes Gefühl haben oder sich vor Stress durch andere Menschen schützen wollen, arbeiten Sie mit dieser hocheffizienten Mentaltechnik. Probieren Sie es aus und lassen Sie sich von der Sofortwirkung faszinieren!

So nutzen Sie Augenturnen zum Stressabbau

Jeden Tag erleben wir Stressiges. Um damit klar zu kommen, verarbeitet unser Gehirn in der Regel unsere Tages- und Stresseindrücke in der Nacht, in der REM-Phase, in der wir unsere Augen schnell hin und her bewegen. Zur Erinnerung: REM steht für Rapid Eye Movement.

Sicherlich haben Sie diese Augenbewegungen schon einmal bei einem schlafenden Kind beobachten können.

Da die Augen sehr eng mit dem Gehirn zusammenhängen, werden dabei beide Hirnhälften stimuliert, und auf diese Weise werden neurobiologische Daten abgespeichert und verarbeitet.

Diesen Wirkungsmechanismus machen sich beispielsweise wingwave® und EMDR (Eye Movement Desensitization and Reprocessing, übersetzt: Desensibilisierung und Verarbeitung durch Augenbewegung) zunutze.

Wenn Sie auch tagsüber in den Genuss dieser hilfreichen REM-Phasen kommen wollen, um zum Beispiel Stress abzubauen, können Sie sich selber *coachen*, indem Sie die Augen in Bewegung bringen, also sozusagen mit den Augen *turnen*. Das belebt und lockert die jeweils sechs Muskelpaare, die unseren Augapfel und somit unseren Blick steuern.

Der Blick wird im Alltag leider oft sehr starr: Wir starren in den Fernseher, in den Monitor, aus dem Fenster ... Daher die Begriffe *Tunnelblick* oder *starrer Blick*. Es geht darum, das System wieder in Bewegung zu bringen, um Stress abzubauen. Vorstellen können Sie sich das wie bei einem PC. Wenn der sich *aufgehängt* hat, müssen Sie das System auch neu starten, um es wieder in Bewegung zu bringen. Dafür empfiehlt sich folgende Übung:

Mentalübung 14: Augenturnen

- Suchen Sie sich jeweils links und rechts von Ihnen einen Gegenstand im Raum, den Sie sich als Fixpunkt merken können.

- Bewegen Sie nun Ihre Augen zwischen diesen beiden Gegenständen hin und her. Wichtig ist, dass Sie nur die Augen bewegen, nicht den Kopf.

Alternativ können Sie auch zwischen den beiden x in jeder Reihe hin- und herschauen: zuerst in der oberen Reihe, dann in der mittleren und schließlich in der unteren.

X---X

X---X

X---X

- Machen Sie das solange, bis Sie sich entspannter fühlen. Es kann sein, dass Sie gähnen oder tief einatmen müssen. Das sind gute Zeichen für die körperliche Abreaktion von Stress und somit für Erholung.

Am Anfang fühlt sich das sicher ungewohnt an. Allerdings werden Sie bei regelmäßiger Anwendung merken, wie es immer leichter wird und Ihnen noch schneller beim Entstressen hilft.

- Nach dem Augenturnen lassen Sie die Augen in die Ferne schweifen, ohne zu fokussieren.

Sie werden feststellen, dass Sie nun einen sehr weitern Blickradius haben und ganz viel links und rechts in der Peripherie wahrnehmen können, ohne die Augen zu bewegen. Diesen Tagtraum-Blick nennt man auch den peripheren Blick.

Der positive Nebeneffekt:

Unsere Mitmenschen nehmen diesen Blick als freundlich, interessiert oder warm wahr. Ein starrer, gestresster Blick kann beim Gegenüber jedoch Spannungen und unangenehme Gefühle auslösen.

Durch den gelösten Blick werden wir nicht nur locker, sondern schaffen auch eine angenehme Kommunikations-Atmosphäre. Zudem können durch gezieltes Augenturnen auch Gedanken wieder fließen, und die Kreativität kann durch die Mental-Erfrischung in Fluss kommen. Diese Übung ist nicht nur ideal, um Stress abzubauen, sondern hilft Ihnen auch, besser kreativ zu arbeiten.

So aktivieren Sie Ihre inneren Kraftquellen

Die Fähigkeit, unsere Gefühlszustände beeinflussen zu können, ist entscheidend für unser Leben. Zum einen können wir Ängste und Stress überwinden. Zum anderen können wir aber auch Gefühlszustände wie Gelassenheit oder Selbstbewusstsein in uns erzeugen.

Positive Gefühle sind notwendig, um unsere Gesundheit positiv zu beeinflussen. Es gibt unzählige Situationen, in denen Sie bestimmt gern anders reagiert hätten. Damit das möglich ist, müssen Sie in einem guten emotionalen Zustand sein.

Mit dieser Übung werden Sie das in Zukunft ganz leicht schaffen. Übrigens ist das der Geheimtipp vieler Leistungssportler, um punktgenau die benötigten Emotionen und Zustände abrufen zu können. Ankern nennt man diese Technik.

Erinnern Sie sich an Boris Becker, der vor jedem Spiel eine bestimmte Geste mit der Hand gemacht hat? Auch Sie können diese Technik dafür nutzen, jederzeit in einen ressourcevollen Zustand zu kommen. Und das quasi auf Knopfdruck.

Mentalübung 15: Moment of excellence

- Setzen Sie sich bequem hin.
- Erinnern Sie sich an drei Situationen in Ihrem Leben, in denen Sie sich richtig gut gefühlt haben oder in exzellenter Verfassung waren. Wählen Sie die aus, die Ihnen am besten gefällt.

- Jetzt erleben Sie diese Situation noch einmal mit all Ihren Sinnen. Genießen Sie das wunderbare Gefühl. Was sehen Sie in diesem Moment? Welche Geräusche, Klänge, Worte oder Töne hören Sie? Welche Gefühlseindrücke haben Sie in diesem Moment? Gibt es vielleicht einen bestimmten Geruch oder Geschmack? Erleben Sie alles Kraftvolle, Schöne noch einmal ganz intensiv.

- Finden Sie ein Wort, das Ihren jetzigen Zustand beschreibt: Power, Gelassenheit, Ruhe, Vertrauen oder was auch immer Sie als passend empfinden.

- Erleben Sie noch einmal den entscheidenden Augenblick in dieser Situation. Suchen Sie sich den besten und schönsten Moment heraus. Wenn er richtig stark fühlbar ist und Sie ihn ganz intensiv wieder erleben, ballen Sie die rechte Faust.

Immer, wenn Sie demnächst Ihre innere Kraftquelle benötigen, ballen Sie wieder die rechte Faust. Wenn Sie die Situation in der Übung wirklich intensiv erlebt haben, reicht diese Geste aus, um Sie sofort wieder in diesen guten Zustand zu bringen.

Sie können verschiedene Kraftquellen an unterschiedlichen unauffälligen Körperstellen ankern. Also zum Beispiel die Finger kreuzen für Ruhe, die Faust ballen für Power usw.

Probieren Sie es aus! Sie werden verblüfft sein, wie gut es Ihnen damit geht.

So nutzen Sie die Macht Ihrer Worte positiv

Aus dem ersten Teil dieses Buches wissen Sie es bereits: Worte haben eine unglaublich starke Wirkung. Wenn Sie einen Roman aufschlagen, eine Liebeserklärung bekommen oder in einen heftigen Streit geraten, dann spüren Sie, wie sehr Sprache berührt oder bewegt. In die eine wie in die andere Richtung. Worte können trösten und aufbauen oder tief verletzen. Manche hängen einem tage- oder gar jahrelang nach.

Denken Sie nur an die Sätze, die Sie als Kind immer gehört haben. Sie haben sich sozusagen auf Ihrer Festplatte eingebrannt. Vielleicht erinnern Sie sich an das Thema Glaubenssätze im 1. Teil des Buches.

Aber auch unsere eigenen Worte wirken auf uns. Wenn wir etwa ein Tabuwort aussprechen, kann das körperlich messbare Stresssymptome hervorrufen. Machen Sie sich bewusst, wie oft das *falsche Wort zur falschen Zeit* schon einen heftigen Streit ausgelöst, die Aussage eines Arztes *richtig geschmerzt* oder eine Bemerkung Ihres Chefs Sie *auf die Palme gebracht* hat. Worte lösen immer Emotionen aus, negative oder positive.

Wie groß die Macht der Worte ist, spüren Sie beispielsweise auch bei Wahlen, im Verkauf oder in der Werbung. Erfolg hat, wer besser mit Worten „spielen", also positive Gefühle bei anderen Menschen auslösen kann. Genau dieses Wissen um die positive Wirkung nutzt man in ganz unterschiedlichen Bereichen. Denken Sie beispielsweise an die wohltuende Wirkung von Traumreisen, Hypnosen und

Trancen oder von begeisternden, motivierenden Worten in einem Vortrag. Worte spiegeln unser Denken wider!

Ob Sie durch Ihre Worte bei sich oder bei anderen Menschen positive oder negative Gefühle auslösen, liegt in Ihrer Hand – oder besser gesagt, in Ihrem Kopf. Das heißt, Sie sind nicht nur für Ihr Denken verantwortlich, sondern auch für Ihre Wortwahl, die das Resultat Ihrer Gedanken ist.

Genau das gilt es zu verstehen: Es liegt nicht nur in Ihrer eigenen Hand, was Sie sagen, sondern immer und vor allem auch, wie Sie etwas sagen. Also mit welcher Körpersprache und mit welchen Worten. Jedes Wort zählt!

Was Sie brauchen, ist zunächst Bewusstsein und außerdem eine Art „Wörterbuch für Worte mit angenehmer Wirkung".

Bewusstsein bekommen Sie, indem Sie sich mit dem Thema „Die Wirkung von Worten" befassen. Ich lade Sie daher zu der folgenden nützlichen und wirkungsvollen Übung ein, die Ihr Sprachbewusstsein auf eine höhere Ebene bringen wird.

Zur Erinnerung: Unser Gehirn besteht aus zwei Hälften. Die linke Gehirnhälfte steht für Logik und Linearität. Sie verarbeitet Sachinformationen. Mit der rechten Gehirnhälfte verarbeiten wir Bilder, Emotionen und Erlebnisse.

Wenn Sie die Aufforderung hören „Denken Sie jetzt bitte nicht an eine frisch aufgeschnittene Zitrone!", kommt links die Botschaft logisch richtig an, doch mit der rechten Gehirnhälfte sehen und erleben Sie im selben Moment die Zitrone.

Verneinungen und Negationen stiften Verwirrung in unserem Gehirn. Und es ist ja immer die rechte Hirnhälfte, die bei starken Reizen dominant ist. Damit Ihr Unterbewusstsein, also Ihre rechte Hirnhälfte, Sie versteht, ist es an der Zeit, den Schalter umzulegen und mit positiven Formulierungen zu beginnen. Dazu dient die folgende Übung.

Mentalübung 16: Positiv umformulieren

- Überlegen Sie, welche Sätze/Worte in Ihnen *unangenehme* Gefühle auslösen, wenn Sie sie von anderen hören, lesen oder denken. Schreiben Sie alle auf.

  Beispiele: *Das ist gut, aber ..., Das ist gar nicht schlecht*

  _____

  _____

  _____

  _____

  _____

  _____

Jetzt schauen Sie sich die Sätze und Wörter bitte genau an. Halten Sie Ausschau nach den Wörtern *kein, nicht* und *aber*.

- Fragen Sie sich, was Sie wirklich ausdrücken wollten, worum es Ihnen im positiven Sinne geht. Anstatt zu Ihrem Kind zu sagen „Lauf nicht auf die Straße!", formulieren Sie gehirngerecht, verständlich und positiv „Bleib bitte stehen!" Oder Sie sagen anstatt „Werd mir ja nicht krank!" besser „Bleib mir schön gesund!"

- Üben Sie mit den folgenden Sätzen, Negationen zu vermeiden. Formulieren Sie die Sätze positiv um.

Am Schreibtisch sitzend denken Sie: *Das kann ich nicht.*

Ihre Positiv-Formulierung: _____

Auf dem Weg zu einer Präsentation sagen Sie sich: *Bei den ersten drei Sätzen darf ich mich auf keinen Fall wieder verhaspeln.*

Ihre Positiv-Formulierung: _____

Ein Arzt sagt zu seinem Patienten: *Sie werden dabei keine Schmerzen haben.*

Ihre Positiv-Formulierung: _____

Auf die Frage *Können Sie mir helfen?* antworten Sie: *Kein Problem!*

Ihre Positiv-Formulierung: _____

Im Feedback-Gespräch sagen Sie zu Ihrem Mitarbeiter, den Sie wegen einer schlechten Leistung kritisieren: *Ich will Sie damit nicht persönlich verletzen, aber ...*

Ihre Positiv-Formulierung: _____

Jemand sagt: *Sprich bitte nicht so laut!*

Ihre Positiv-Formulierung: _____

Im Streit sagt der Mann zu seiner schreienden Frau: *Schrei nicht immer so rum!*

Ihre Positiv-Formulierung: _____

Sie denken vor einer Prüfung: *Ich werde schon nicht durchfallen.*

Ihre Positiv-Formulierung: _____

Man sagt zu Ihnen: *Dabei gehen Sie kein Risiko ein.*

Ihre Positiv-Formulierung: _____

Er versucht sich in Affirmationen und denkt ständig: *Ich habe keine Angst.*

Ihre Positiv-Formulierung: _____

Ihr Chef sagt zu Ihnen: *Diesen Kunden dürfen wir auf keinen Fall verlieren.*

Ihre Positiv-Formulierung: _____

Jedes Wort und jeder Satz vermitteln eine bestimmte Botschaft. Um Ihr Sprachbewusstsein auszuweiten, bekommen Sie von mir in der folgenden Auflistung Beispiele, wie Sie sich mit aufbauenden Sätzen ermutigen und wie Sie Ihre Gedanken und Ideen positiv und konstruktiv formulieren können.

Anstelle der negativen und destruktiven Formulierungen benutzen Sie einfach die konstruktiven, positiven. Das sind doch nur Kleinigkeiten, sagen Sie? Es sind die vermeintlichen Kleinigkeiten, die in der Summe alles verändern!

Probieren Sie es aus. Sie werden von der spürbaren Sofortwirkung (im Gespräch mit anderen und sich selbst) angenehm überrascht sein!

Negativ/destruktiv	Positiv/konstruktiv
Ich habe nichts dagegen.	Ich bin damit einverstanden.
Das kann höllisch wehtun	Meistens wird das gut vertragen
Ist Ihnen übel?	Ist alles in Ordnung?
aber	und
kostenlos	gratis
Unser gegenseitiger Nutzen	Unser beidseitiger Nutzen
Hier ist heute geschlossen.	Wir sind ab morgen wieder für Sie da!
Das ist unmöglich.	Das ist nur möglich, wenn …
Das ist schwer.	Das ist zu schaffen.
Kein Problem	Gerne!
Da darf nichts schief gehen!	Da soll alles wunschgemäß laufen!

Das sind nur einige Beispiele, um Sie Schritt für Schritt für Ihre Sprache zu sensibilisieren. Sie erkennen daran schnell, dass die Wortwahl über das Gefühl, das Sie haben, entscheidet.

Das Wort *aber* hat „magische Fähigkeiten", was das Entstehen von schlechten Gefühlen betrifft. Denn es löscht alles, was davor gesagt wurde – als wären das nur leere Worthülsen gewesen mit der Aufgabe, dem zweiten Teil des Satzes die Schärfe zu nehmen. Zumeist steht die Aussage nach dem *Aber* tatsächlich im krassen Widerspruch zu der vor dem *Aber*. Fühlen Sie mal in diesen Satz hinein: „Schatz, ich liebe dich, aber ich wollte dir noch sagen, es stört mich, dass …"

Richten Sie Ihr Augenmerk beim Sprechen grundsätzlich auf folgende Aspekte:

- Drückt diese Formulierung wirklich aus, was ich will?

- Widerspricht sie meinen anderen Worten?

- Fördert sie meine Bewusstheit? Erhöht sie mein Selbstbewusstsein?

- Erhöht bzw. unterstützt sie mein Wohlbefinden?

Falls Sie eine oder alle Fragen mit *nein* beantwortet haben, streichen Sie ab sofort das bisherige Wording und ersetzen Sie es durch die positiv entwickelten Worte.

Und noch ein Tipp: Legen Sie sich ein „Wörterbuch" an, in dem Sie Ihre Liste der wohlklingenden Worte jeden Tag erweitern können. Sie werden merken, wie sich Ihr Leben in allen Bereichen drastisch verbessert!

So sprechen Sie gesund

Finden Sie immer die richtigen und passenden Worte? Achten Sie bewusst darauf, welche Wirkung Ihre Worte haben?

Ist Ihnen schon mal aufgefallen, wie viele ungesunde Worte oder Ausdrücke wir tagtäglich verwenden?

Ich meine Wörter und Formulierungen wie

- ☹ Krankenhaus,
- ☹ schlagende Argumente,
- ☹ Kampfansage,
- ☹ bombastisch,
- ☹ zum Abschuss freigeben,
- ☹ jemandem die Daumenschrauben anziehen,
- ☹ Schlag in den Nacken,
- ☹ „Na, dann schießen Sie mal los!"

Beobachten Sie bitte beim Lesen, wie Sie sich dabei fühlen. Und? Fühlen Sie sich richtig gut, leicht, vollen Mutes und voller Zuversicht? Nein?

Dann ist es an der Zeit, Bewusstsein zu entwickeln!

Unsere Sprache drückt nämlich, wie Sie ja wissen, nicht nur unsere Überzeugungen und Gedanken aus, sie weckt vor allem Gefühle in uns. Hinzu kommt, dass wir nicht das anziehen, was wir wirklich wollen, wenn unsere Gedanken nicht mit unseren Gefühlen und unseren Worten übereinstimmen. Wer krank ist und nicht noch kränker werden will, sollte nicht die ganze Zeit über Krankheit reden.

Aber was tun Menschen, wenn sie krank sind?

Sie reden ständig von Krankheit:

- ☹ „Mir geht's so schlecht."
- ☹ „Ich habe …"
- ☹ „Mir tut … weh."
- ☹ „Ich fühle mich so elend!"

Gerade bei älteren Menschen wird das Reden über Gebrechen und Leiden fast zum Hobby. Sie überbieten sich gegenseitig: „Mein Arzt hat bei mir aber noch … und … festgestellt."

Wenn Sie mal im Wartezimmer eines Allgemeinmediziners gesessen haben, wissen Sie, was ich meine.

Es ist zwar menschlich absolut nachvollziehbar, dass man sich, gerade wenn man krank ist, anderen mitteilen möchte, aber genau das macht das Ganze nur noch schlimmer!

Sie erinnern sich an die Sache mit dem Säen und dem Ernten?

Wenn Sie sich gedanklich und sprachlich auf Krankheit konzentrieren, bekommen Sie mehr wovon?

Richtig! Sie bekommen noch mehr *kranke Gedanken*. Gleiches zieht Gleiches an.

Wenn Sie krank sind, sollten Sie nicht *stundenlang* darüber reden. Denn das setzt die Abwärtsspirale in Gang.

Vielleicht kennen Sie auch Menschen, bei denen sich das beobachten lässt. Sie werden nicht gesund, sondern bekommen immer noch mehr Krankheiten.

Wenn Sie gesund werden wollen, sollten Sie auch *gesund* sprechen!

Das mag am Anfang nicht ganz einfach erscheinen, aber es lässt sich, wie alles andere auch, trainieren.

Damit Ihnen das positive Sprechen in Fleisch und Blut übergeht, empfehle ich Ihnen die folgende Übung.

Mentalübung 17: Gesunde Worte

- Nehmen Sie sich bitte 20 Minuten Zeit. Überlegen Sie, welche Wörter zu Gesundheit und zum Gesundsein gute Gefühle in Ihnen auslösen.

  Schreiben Sie diese hier auf:

  _____

  _____

  _____

  _____

  _____

- Ersetzen Sie in den folgenden Sätzen *ungesunde* und *kranke* Worte durch *gesunde* und *wohltuende*.

  Beispiel:

  Jemand fragt Sie, wie es Ihnen geht. Sie sagen: „Mir geht es schlecht. Ich bin krank."

  Eine gesündere und (im Hinblick auf das Gesetz der Anziehung) bessere Formulierung könnte lauten: „Momentan nicht ganz so gut. Ich fühle mich nicht 100%ig gesund."

  Merken Sie etwas? Sie können das Wort *nicht* für sich nutzen, wenn etwas *Positives* folgt. Denn unser Gehirn tilgt ja das *Nicht*. Somit bleibt das Positive übrig. Spüren Sie mal in beide Sätze hinein. Merken Sie den Unterschied? Inhaltlich dasselbe, aber mit einer ganz anderen Wirkung.

„Ich fühle mich hundeelend!"

Ihre Positiv-Formulierung: _____

„Nicht, dass du dich erkältest!"

Ihre Positiv-Formulierung: _____

„Das ist bestimmt schmerzhaft, oder?"

Ihre Positiv-Formulierung: _____

„Oh je, das muss ja höllisch wehtun!"

Ihre Positiv-Formulierung: _____

„Was ist denn Schlimmes passiert?"

Ihre Positiv-Formulierung: _____

Sie merken, dass es am Anfang möglicherweise Ihrer Konzentration bedarf. Das Schöne ist, dass es immer leichter wird, je öfter Sie darauf achten.

Um es Ihnen noch etwas leichter zu machen, hier ein kleiner Überblick über mögliche *gesunde* Worte:

angenehm	aufbauen	beflügeln
dankbar	Einklang	Elan
Energie tanken	fit	fördern
Freiheit	frisch	genießen
gesund	Gleichgewicht	heilen
inspiriert	Kraft	lebendig
leicht	locker	munter
Mut	Power	strotzen
Tatkraft	Vertrauen	vital
Wohlbefinden	wohltuend	Zuversicht

Noch ein Tipp: Tragen Sie immer ein kleines Notizbuch bei sich. So können Sie jederzeit wohlklingende Worte notieren und somit in Ihr Unterbewusstsein integrieren.

So lernen Sie, Nein zu sagen

Viele Menschen leiden darunter, dass sie nicht souverän und selbstbewusst Nein sagen können. Warum ist das so?

Die Ursache dafür liegt oft in frühkindlicher Prägung und in der Angst, für egoistisch gehalten zu werden. Die häufigsten Gründe, warum es schwer fällt, Nein zu sagen:

- Sie denken, ein Nein wäre unfreundlich.
- Sie wollen akzeptiert werden und haben Angst, ein Nein könnte dazu führen, dass Sie abgelehnt werden.
- Ja sagen erspart Ihnen unangenehme Nachfragen nach dem Warum für Ihr Nein.
- Sie versprechen sich etwas davon, dass Sie Ja sagen.
- Sie wollen unangenehme Reaktionen vermeiden.
- Alle anderen sagen Ja, Sie wollen kein Spielverderber sein.
- Sie haben Angst, für egoistisch gehalten zu werden.
- Sie glauben, nicht wichtig zu sein.

Es geht mir hier nicht darum, dass Sie ab sofort rücksichtslos zu allem und jedem Nein sagen, sondern vielmehr darum, dass Sie lernen, eigene Wünsche äußern zu können. Dafür müssen Sie manchmal eben auch Nein zu Dingen sagen, die Sie nicht aus Überzeugung tun können.

Warum das so wichtig ist? Ich will es Ihnen verraten:

Wenn Sie leistungsfähig bleiben und auf allen Ebenen (mental, emotional und körperlich) gesund leben möchten, ist es elementar, Nein zu den Dingen zu sagen, die Ihnen nicht gut tun!

Die folgende kleine Mentalübung hilft Ihnen dabei, ohne schlechtes Gewissen, sondern souverän und freundlich Nein sagen zu können.

Mentalübung 18: Die Medaille

- Stellen Sie sich eine Medaille vor. Auf der einen Seite steht *Ja*, auf der anderen *Nein*.

- Stellen Sie sich den i-Punkt des Neins als ein Herzchen oder einen Smiley vor.

- Halten Sie nun gedanklich die Medaille so, dass die Ja-Seite zu Ihnen zeigt.

Was passiert dadurch? Richtig! Ein *Nein* zu etwas bedeutet gleichzeitig ein *Ja* zu sich selbst!

Das ist egoistisch und ganz schön hart? Nein, ist es nicht! Es kommt, wie immer im Leben, auf die Art und Weise an, wie ich etwas sage. Damit es charmant, freundlich, gleichwohl aber auch glaubhaft verstanden wird, stellen Sie sich wie oben beschrieben auf dem „i" vom Nein ein Herzchen vor.

Wenn das noch nicht ausreicht, stellen Sie sich vor, Sie arbeiten in einer Marketingagentur und Ihr neuestes Produkt heißt „Nein". Jetzt peppen Sie die äußere Erscheinung, also die Schrift, die Farbe und das Drumherum so auf, dass es absolut ansprechend, wohlwollend und positiv verstanden wird. Sie können sich das Wort z. B. geschwungen und in bunt vorstellen oder so, dass jeder Buchstabe ein Gesicht hat und lächelt.

Merken Sie was? Ja genau, die Wahrnehmung verändert sich zum Angenehmen. Und darum geht's! Wenn Sie das nächste Mal nicht hinter einer Sache stehen und Nein sagen wollen, dann tun Sie es, indem Sie an Ihre Medaille denken. Sie wissen ja: Ein liebevolles, gleichwohl souverän-freundliches Nein ist ein Ja zu sich selbst.

Probieren Sie es aus, und lassen Sie sich überraschen, wie leicht es Ihnen im Vergleich zu früher fallen wird!

So nutzen Sie die Macht
des inneren Dialogs

Haben Sie sich schon einmal gefragt, was Denken eigentlich ist? Denken ist quasi ein Selbstgespräch. Wir stellen uns innerlich eine Frage, wie zum Beispiel „Was soll ich heute anziehen?" und „kopfgoogeln" dann nach einer Lösung. Wir schauen, was zur Auswahl steht und gleichen ab, was zu dem Ziel, also dem Anlass passt. Dabei interpretieren wir unsere inneren Antworten und ziehen daraus eine Konsequenz. Das heißt, wir handeln. Denken ist ein Kreislauf aus einer inneren Frage, unserer Interpretation und der Antwort.

Wir führen mit uns selbst innere Dialoge. Diese Selbstgespräche sind völlig normal. Denn so strukturieren wir beispielsweise unseren Tag, planen und denken konstruktiv über verschiedene Aspekte von Aufgaben nach. Manchmal sind diese inneren Dialoge allerdings nicht wirklich freundlich. Wir denken beispielsweise „Ich blöde Kuh, wie konnte ich nur so doof sein!", „Ich Idiot, das hätte ich doch wissen müssen!" oder ähnliche uncharmante Sätze.

Zahlreiche psychologische Untersuchungen konnten in den letzten Jahrzehnten beweisen, dass ein ungünstiger innerer Dialog mit Stress-Symptomen, Burnout und Depressionen einher geht. So werden Menschen sich selbst zum Stressfaktor.

Seelische Gesundheit hingegen ist immer mit einer Ich-stärkenden, würdigenden Selbstansprache verbunden. Daher lade ich Sie ein, motivierende Formulierungen für Ihre innere Selbstansprache zu finden.

Statt zu denken „Was habe ich da wieder für einen Mist gebaut!", könnten Sie denken „Da lerne ich draus und mache es beim nächsten Mal besser."

„Na, wenn das man wird!" könnten Sie durch „Das wirst du schaffen!" ersetzen. Diese positive Formulierung allein bringt aber noch nicht das gewünschte Ergebnis. Denn nicht nur der Inhalt, sondern auch der „Ton" macht die Musik. Der Satz „Ich schaffe das" erzielt keine gute Wirkung, wenn Sie ihn sich selbst kreischend oder im Kommando-Ton sagen.

Mentalübung 19: Die positive Motivationsstimme

Überlegen Sie bitte:

Welcher Mensch, den Sie in Ihrem Leben getroffen haben, hat Ihre Energien geweckt?

Wo haben Sie sich ermutigt gefühlt?

Welcher Mensch aus Ihrem Umfeld hat eine mitreißende Art?

Machen Sie dann folgendes Experiment:

Stellen Sie sich bitte vor, Sie machen einen Flüchtigkeitsfehler. Anstatt sich jetzt selbst zu beschimpfen, legen Sie vor Ihrem geistigen Ohr die „Tonspur" von Ihrem positiven Vorbild ein. Lassen Sie seine oder ihre Stimme auf die kleine Panne eingehen – auf eine Art, die Ihnen hilft, leicht darüber hinwegzukommen und neuen Mut zu fassen.

Wichtig ist, dass Sie eine Person auswählen, die Sie wertschätzen und respektieren. Die Stimme der Person ist egal. Wichtig ist, dass die Art zu sprechen Ihnen Mut macht und neue Kräfte in Ihnen weckt. Diese „Energie-Vorbilder" können übrigens Schauspieler oder auch Phantasiegestalten wie z. B. Märchenhelden sein.

Hauptsache, sie erzielen als Stimmen-Imagination die gewünschte angenehme, aufbauende, motivierende Energie in Ihnen!

So hilft Ihr Herz Ihnen beim Stressabbau

Stressige Situationen wie Termin- oder Leistungsdruck, Störungen im Arbeitsablauf und ein hohes Arbeitstempo gehören laut dem Fehlzeiten-Report 2011 des Wissenschaftlichen Instituts der AOK zu den Top Ten starker Belastungen. Sie nehmen Einfluss auf unser Wohlbefinden und unsere Gesundheit.

Was aber kann man tun, um mit solchen Situationen angemessen umzugehen? Es ist ja unrealistisch, zu glauben, man könnte ihnen komplett aus dem Weg gehen.

Im Gegenteil – durch immer neue Technologien und die damit verbundenen Kommunikationsmöglichkeiten steigt auch die Anzahl der potenziellen Stressquellen im beruflichen und privaten Bereich.

Wichtig ist dabei unser Umgang mit dem Stress. Was wir persönlich als stressig empfinden, ist eng mit unserer individuellen und subjektiven Wahrnehmung verbunden. So gerät jemand vielleicht in Stress, wenn ein Kunde, mit dem er noch etwas klären muss, anruft. Ein anderer bleibt in der Situation ruhig und gelassen.

Unsere Gefühle haben, wie Sie ja inzwischen wissen, eine sehr große Bedeutung, denn wir erleben Stress zuerst in unserer Gefühlswelt. Zu stressigen Situationen gehören negative Gefühle wie Angst, Ärger oder Resignation. Unser Körper reagiert entsprechend: mit Zittern, Anspannung oder Müdigkeit.

Den Gegenpol dazu bilden positive Gefühle wie Freude oder Zufriedenheit. Zum Glück ist es völlig ausgeschlossen, dass wir positive Gefühle und Angst gleichzeitig erleben.

Daher können Sie sich die folgende Technik zunutze machen. Mit dieser Mentaltechnik schaffen Sie es, Ihre positiven Gefühle zu nutzen, um wieder zu Wohlbefinden und Gelassenheit zurückzufinden. Die Rede ist von der Herzintelligenz. Denn unsere Gefühle verändern unsere Körperempfindungen und unsere Gedanken am schnellsten.

Mentalübung 20: Herzatmung

- Setzen oder legen Sie sich hin und schließen Sie die Augen.

- Stellen Sie sich Ihr Herz vor. Nehmen Sie das Bild, das am besten für Sie passt. Zum Beispiel das real pumpende Herz oder ein Herz, wie es Ihrer Phantasie entspricht. Verwenden Sie die erste bildliche Assoziation, die Ihnen ein gutes Gefühl gibt.

- Denken Sie jetzt ganz bewusst an Ihr Herz. Sie können zur Verstärkung des Gefühls auch Ihre Hand auf die Brust legen.

- Während Sie an Ihr Herz denken, atmen Sie langsam und tief ein und aus.

- Stellen Sie sich vor, dass mit jedem Einatmen langsam und sanft Ruhe, Liebe und Geborgenheit in Ihr Herz strömen wie eine Meereswelle. Bei jedem Ausatmen stellen Sie sich vor, wie Sie Anspannung und Stress ausatmen. So wie eine Meereswelle über einen Sandstrand zurück ins Meer fließt.

- Spüren Sie, wie sich mit jedem Ein- und Ausatmen Ihr ganzer Körper mehr und mehr entspannt. Ihr Gesicht, Ihr Oberkörper, Ihre Arme und Beine werden immer entspannter. Auch alle Muskeln in Ihrem Gesicht entspannen sich.

- Während Sie Ihrem natürlichen Rhythmus folgen und ein- und ausatmen, denken Sie das Wort *Liebe* und achten Sie auf das angenehme Gefühl, das dabei in Ihrem Körper entsteht. Spüren Sie mit jedem Atemzug, wie sich dieses Gefühl in jeder Ihrer

Zellen ausbreitet. Denken Sie jetzt bewusst das Wort *Liebe* bei jedem Einatmen.

- Bleiben Sie in diesem angenehmen Gefühl und lassen Sie es sich mit jedem Atemzug weiter in Ihnen ausbreiten. Sie fühlen sich immer mehr mit sich selbst im Einklang, vitalisiert, vollkommen wohl und erholt.

Bleiben Sie solange in diesem schönen Gefühl, bis Sie spüren, dass Ihr Stress verflogen ist und Sie sich entspannt und erholt fühlen.

Unsere Amygdala (Alarmglöckchen, die für die Entstehung von Stress verantwortlich sind) liegt auf der gleichen Schwingung wie der Sinusknoten unseres Herzens.

Das bewusste fokussierte Atmen verbessert die Herzfrequenz, was dazu führt, dass die Amygdala-Reaktion heruntergefahren wird, d. h. Stress wird abgebaut.

Probieren Sie es aus und lassen Sie sich von der erstaunlich schnellen Wirkung und dem angenehmen Gefühl überraschen.

So lösen Sie blitzschnell Stress auf

Jegliche Art von Stress, emotionaler, wie z. B. Angst, oder körperlicher, wie z. B. Schmerzen, macht auf Dauer krank. Daher ist Stressreduktion bzw. ein entspannterer Umgang mit Stress das Geheimnis, um gesund zu bleiben.

Falls Sie sich einmal nicht mit einer der hier vorgestellten Mentalschutztechniken vor Stress gewappnet haben, haben Sie mit der folgenden Technik die Chance, blitzschnell wieder in (emotionale) Balance zu kommen.

Das erreichen Sie mit *Butterfly*, einer Selbstcoaching-Technik, die eine Aktivierung aller Gehirnareale bewirkt und somit die Zusammenarbeit beider Gehirnhälften fördert (bilaterale Hemisphärenstimulation).

Das bedeutet, das Gehirn wird entstresst – negative Gefühle werden spürbar schnell ab- und positive Gefühle aufgebaut.

So einfach diese Technik ist, so genial ist ihre Wirkung! Sie eignet sich hervorragend, um Wut, Angst oder andere als unangenehm empfundene Gefühle zu regulieren.

Mentalübung 21: Butterfly-Technik

* Setzen oder legen Sie sich bequem hin. Im Stehen geht es natürlich auch. Wichtig ist, dass Sie Ihre Beine nicht überkreuzen oder den Hals verdrehen, sondern dass Ihre Körperhaltung symmetrisch ist.

- Machen Sie sich bewusst, welches Gefühl Sie gerade haben. Haben Sie Angst? Haben Sie sich über etwas geärgert? Sind Sie wütend? Oder enttäuscht? Traurig? Schämen Sie sich oder fühlen Sie sich hilflos? Seien Sie sich selbst gegenüber ehrlich!

- Machen Sie einen so genannten Body-Scan. Das bedeutet, nehmen Sie wahr, an welcher Stelle das Gefühl ein Körperecho auslöst. Fühlen Sie in Ihren Körper hinein und finden Sie heraus, an welcher Körperstelle Sie zum Beispiel die Angst spüren können. Antworten darauf können sein: Eine Spannung im Nacken, ein Druckgefühl auf dem Brustkorb oder ein „mulmiges Gefühl im Magen".

- Fragen Sie sich: Wie genau fühlt sich das an? Ist das Gefühl leicht oder intensiv? Kühl oder eher warm? Zentriert sich das Gefühl wie ein Knoten, oder empfinden Sie es eher flächig? Ist es in Bewegung oder ruhig? Kribbelt es, oder zieht es sich zusammen? Das genaue Feststellen des Körperechos ist wichtig, damit Sie anschließend die angenehme Veränderung spüren können.

- Kreuzen Sie die Arme über dem Brustkorb, so dass Ihre Hände die Oberarme oder die Schultern berühren.

- Nun „tappen", also klopfen Sie abwechselnd und schnell (ca. einmal pro Seite innerhalb einer Sekunde) auf Ihre Oberarme oder Schultern. So erreichen Sie den gewünschten neuronalen Stimulationseffekt, der dazu führt, dass Sie Stress abbauen.

- Klopfen Sie solange abwechselnd weiter, bis Sie merken, dass sich Ihre Wahrnehmung verändert. Das Gefühl wird dann zum Beispiel langsamer, leichter oder löst sich sofort komplett auf. Es kann auch sein, dass Sie tief atmen oder gähnen müssen. Das sind ebenfalls gute Zeichen!

- Wiederholen Sie das solange, bis der Ärger *verflogen* ist oder die Angst sich *in Luft aufgelöst* hat.

Egal in welcher Situation, ob im Business oder privat: Immer wenn Sie Stress haben, wütend sind, ärgerlich, oder wenn Sie andere negative Gefühle in sich aufsteigen spüren, ist die *Butterfly-Technik* hervorragend geeignet, sich schnell selbst zu entstressen.

Diese Übung ist sozusagen Ihre neurobiologische Hausapotheke. Ihre Arme haben Sie immer dabei, so können Sie sich selber helfen, wieder ins Gleichgewicht zu finden und Wohlbefinden zu schaffen.

Folgende Übung zum Abschluss hilft Ihnen, schnell Wohlfühlenergie zu tanken.

Je leichter Sie in die Übung gehen, desto leichter wird die Energie fließen.

Nutzen Sie wieder Ihre Vorstellungskraft, um all die Wohlfühlenergie in sich aufzunehmen.

Mentalübung 22: Der ultimative Energie-Quickie

- Setzen Sie sich aufrecht hin. Beim Einatmen nehmen Sie die Arme nach oben, beim Ausatmen nach unten.

- Stellen Sie sich vor, wie Sie durch die Fußsohlen Energie einatmen (Arme nach oben), die Energie im Bauch kreisen lassen und dann über die Fußsohlen ausatmen (Arme nach unten).

- Beim Einatmen nehmen Sie all die angenehme, kraftvolle Energie der Erde in sich auf, beim Ausatmen lassen Sie allen Stress und alle blockierenden Gedanken los.

- Atmen Sie von der Kopfspitze aus, bringen Sie die Energie in Ihren Bauch, lassen Sie sie dort etwas kreisen, atmen Sie wieder über die Füße aus und lassen Sie den Stress abfließen.

- Beenden Sie diesen Energie-Quickie mit einem tiefen Einatemzug, bei dem sich noch einmal alle kraftvolle Wohlfühlenergie in Ihnen ausbreitet und in jede Zelle strömt.

Vielleicht spüren Sie jetzt, wie auch all das, was Sie bisher in diesem Buch inspiriert hat, mit neuer Frische und Energie in Ihnen ist und wie gut es sich anfühlt. ☺

Kernaussagen des Buches

☺ Durch Ihre Reaktion auf Ereignisse und Gedanken sind Sie für Ihre Gesundheit, also für Ihr Wohlbefinden auf allen Ebenen selbst verantwortlich!

☺ Verpflichten Sie sich Ihrem Ziel hundertprozentig!

☺ Treffen Sie eine bewusste und klare Entscheidung, was Sie wollen und dann handeln Sie danach!

☺ Übernehmen Sie Verantwortung für Ihr Denken, Sprechen und Handeln!

☺ Fokussieren Sie sich auf das, was Sie wirklich wollen: nicht auf Krankheit, sondern auf Gesundheit. Nicht auf das, was fehlt, sondern auf die positiven Dinge, für die Sie dankbar sind.

☺ Gesundheit ist eine Frage der Geisteshaltung.

☺ Gewonnen und verloren wird in den 17 cm zwischen den Ohren.

☺ Die Welt ist das, wofür wir sie halten.

☺ Es gibt keine Grenzen, nur die, die wir uns durch unser Denken selbst schaffen.

☺ Unsere Gefühle reagieren schneller auf Situationen als der Verstand. Stress beeinflusst die Funktionsweise unseres Gehirns und damit auch sämtliche Körperfunktionen.

☺ In einem emotional gesunden und ausgeglichenen Körper gibt es keine Krankheiten.

☺ Negative Emotionen verändern die Biochemie und machen krank.

☺ Stress macht krank.

☺ Das Auflösen einschränkender Gedanken und negativer Gefühle führt zu Heilung.

☺ Visualisieren Sie immer den gewünschten Zielzustand.

☺ Worte spiegeln unser Denken wider.

☺ Positives Denken und positives Fühlen führen zu positiver Sprache und Gesundheit auf allen Ebenen.

☺ Veränderung braucht Bewusstheit.

☺ Nutzen Sie Ihre innere Kraft und übernehmen Sie die Gedankenregie.

☺ Unsere Gedanken und unser Selbstdialog entscheiden, was wir sagen.

☺ Worte sind Trigger, jedes Wort steht stellvertretend für etwas.

☺ Erst unsere Bewertung von Gedanken und Erlebnissen lässt Situationen gut oder schlecht erscheinen.

☺ Schreiben Sie selbst das Drehbuch für Ihre Gesundheit und Ihr Leben.

☺ Achten Sie auf Ihr Umfeld. Trennen Sie sich von Energievampiren.

☺ Unser Immunsystem sowie unsere gesamte Biochemie werden durch unsere Psyche gesteuert.

☺ Nichts passiert zufällig. Alles hat einen Sinn.

☺ Glaub nicht alles, was du denkst!

☺ Orientieren Sie sich immer an Ihrem Ziel.

☺ Glück und Freude sind stärker als Angst.

☺ Dankbarkeit ist der Schlüssel zu Erfolg und Gesundheit.

Literaturempfehlungen

Volk, Sonja: *Rundum gesund. Mentales Stressmanagement für jeden Tag*. Fehmarn: Edition Forsbach 2014

Besser-Siegmund, Cora; Siegmund, Harry: *Wingwave®-Coaching. Wie der Flügelschlag eines Schmetterlings*. Paderborn: Jungfermann 2010

Besser-Siegmund, Cora: *Schnelle Hilfe bei Angst. Lähmende Gefühle besiegen mit der wingwave®-Methode*. Hannover: Humboldt 2015

Uhlenbruck, Gerhard: *Gedankensplitter ohne Kopfzerbrechen. Satzweise vernetzte Sichtweisen*. Bochum: Brockmeyer 2012

Dahlke, Rüdiger: *Krankheit als Symbol. Ein Handbuch der Psychosomatik. Symptome, Be-Deutung, Einlösung*. München: Bertelsmann 1996

Dahlke, Rüdiger; Dethlefsen, Thorwald: *Krankheit als Weg. Deutung und Bedeutung der Krankheitsbilder*. München: Bassermann 2008

Byrne, Rhonda: *The Secret. Das Geheimnis*. München: Arkana 2007

Robbins, Anthony: *Das Robbins Power Prinzip. Wie Sie Ihre wahren inneren Kräfte sofort einsetzen*. Berlin: Ullstein 2004

Robbins, Anthony: *Grenzenlose Energie – Das Powerprinzip. Wie Sie Ihre persönlichen Schwächen in positive Energie verwandeln*. Berlin: Allegria 2004

Besser-Siegmund, Cora; Rathschlag, Marco: *Mit Freude läuft's besser. Durch wingwave positive Emotionen fördern und Leistung steigern*. Paderborn: Jungfermann 2013

Über die Autorin

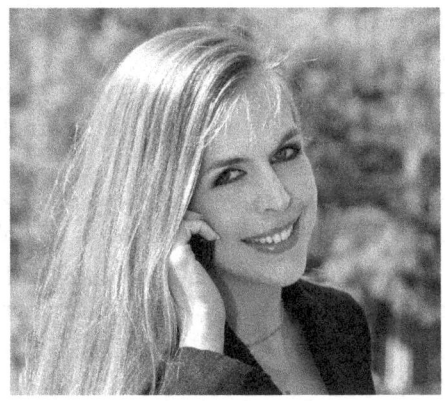

Sonja Volk

ist als Expertin für Emotions- und Gesundheitspsychologie auf die Auflösung von mentalen, emotionalen und körperlichen Blockaden spezialisiert.

Sie ist zertifizierte Mentalcoach, wingwave®-Coach & -Lehrtrainerin, NLP-Lehrtrainerin, Gesundheitspädagogin für Stressmanagement, zertifizierte Hypnosetherapeutin für Schmerztherapie, Work-Health-Balance Coach, Businesscoach, Leistungssportlerin und Rednerin (GSA).

Sie ist Inhaberin ihres eigenen Trainings- und Coachingunternehmens „ErVOLKreich" in Düsseldorf.

Sie begleitet, motiviert, und inspiriert Unternehmen und Privatpersonen auf ihrem individuellen Weg zum Erfolg.

Im März 2014 wurde sie als Vorbildunternehmerin ausgezeichnet.

Im November 2014 wurde ihr von den Diplom-Psychologen Cora Besser-Siegmund und Harry Siegmund der wingwave®-Coaching Award 2014 für ihre Arbeit verliehen.

Die *Börse am Sonntag* bezeichnete sie als „Deutschlands weibliche Mentalcoach Nr. 1".

Zu ihren Kunden gehören u. a. Unternehmen wie die DVAG, Schwäbisch Hall, Telekom, Leistungssportler, Sportmannschaften sowie Einzelpersonen.

Seit 2013 coacht sie sehr erfolgreich die Tanzsport Formationsgemeinschaft Velbert-Krefeld der 1. Bundesliga.

Im Dezember 2014 erschien in der Edition Forsbach das erste Buch von Sonja Volk *Rundum gesund. Mentales Stressmanagement für jeden Tag*. Vom Tag des Erscheinens an war das Buch sehr gefragt und hat viele Fünf-Sterne-Rezensionen erhalten. Auch das vorliegende Buch *Gedankenpower* hatte in kurzer Zeit einen großen Erfolg und erhielt viele Fünf-Sterne-Rezensionen, so dass bereits jetzt die 2. Auflage erscheint.

Kontakt:

Sonja Volk
Tel: 0211/468 764 23
Mobil: 0172/44 38 915
info@sonja-volk.com
www.sonja-volk.com
www.xing.com/profile/Sonja_Volk7
www.facebook.com/erVOLKreich.by.SonjaVolk
www.youtube.com/c/SonjaVolk-Mentalcoach

wingwave®-Coaching by Sonja Volk – Ihr Weg zu mentaler, emotionaler und körperlicher Gesundheit

Webinar:

SMART statt hart verkaufen

Seminar:

**Millionärsbewusstsein-
Dein Weg zu emotionaler, mentaler
und finanzieller Freiheit**

Vorträge:

Gedankenpower

Mentale Stärke – Erfolg beginnt im Kopf

Gesundheit beginnt im Kopf

Erfolgsfaktor Mindset

Auf der Seite http://sonja-volk.com/presse/
finden Sie einige inhaltsstarke Interviews
zum Thema Mindset und Erfolg kostenlos zum Anhören.

Nähere Informationen
und die aktuellen Termine finden Sie auf:
www.sonja-volk.com

Edition Forsbach
Gesundheit & Mee(h)r

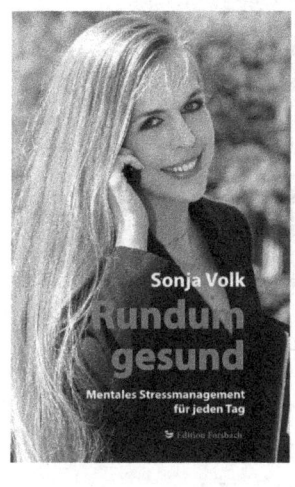

Sonja Volk:

Rundum gesund

Mentales Stressmanagement
für jeden Tag

Softcover, E-Book
11,6 x 18,6 cm, 120 Seiten
ISBN 978-3-943134-83-4
Edition Forsbach 2014

Sonja Volk zeigt Ihnen, wie Sie Stressbelastungen mit mentalen Methoden effektiv reduzieren können.

Getreu dem Motto „Mentales wird Reales" erfahren Sie, wie Sie die Kraft der eigenen Gedanken positiv nutzen können.

Das Buch enthält eine Fülle von praktischen Übungen für eine stressfreie und auf allen Ebenen gesunde Lebensweise.

Erfahren Sie, wie Sie Strategien zum Stressabbau einfach und wirkungsvoll entwickeln und auch störende Denkmuster verändern können.

Sonja Volk beschreibt unterhaltsam, wie unsere Gedanken mit unseren Gefühlen und unserem Körper zusammenhängen. Sie erklärt selbst schwierige neurobiologische Zusammenhänge auf leicht verständliche Weise.

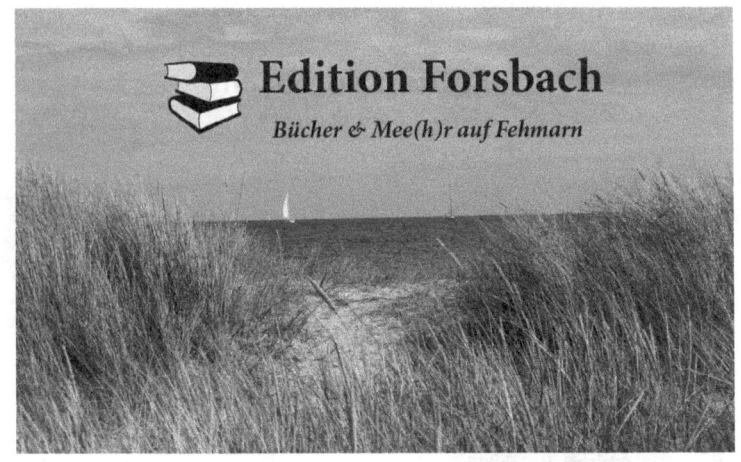

Edition Forsbach
Bücher & Mee(h)r auf Fehmarn

Bücher, Kalender & Postkarten

Seminare & Workshops für Autoren

Online-Akademie

Individuelles Buch-Coaching

Verlags-Coaching

**Unsere Bücher erhalten Sie im Buchhandel und
direkt bei uns – auch im Internet!**

Bestellung, Anmeldung und Information:

Edition Forsbach
Dr. Beate Forsbach – Autorin, Coach, Verlegerin
Neujellingsdorf 4c, 23769 Fehmarn
Telefon: 04371-1783 – E-Mail: info@edition-forsbach.de
www.edition-forsbach.de